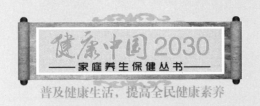

健康中国**2030**

——家庭养生保健丛书——

普及健康生活，提高全民健康素养

图解常见病自查自疗

钱丽旗◎主编

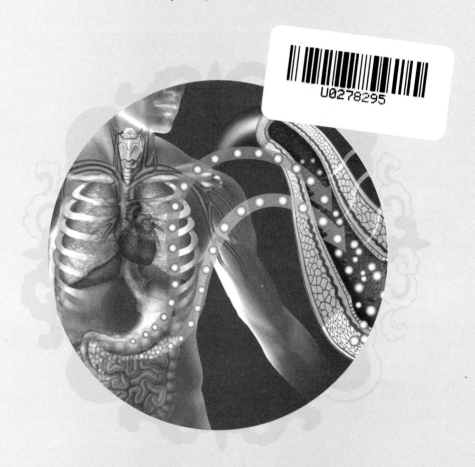

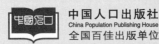

中国人口出版社
China Population Publishing House
全国百佳出版单位

图书在版编目（CIP）数据

图解常见病自查自疗 / 钱丽旗主编. -- 北京：中
国人口出版社, 2018.4
（健康中国2030家庭养生保健丛书）
ISBN 978-7-5101-4882-8

Ⅰ.①图… Ⅱ.①钱… Ⅲ.①常见病—诊疗—图解
Ⅳ.①R4-64

中国版本图书馆CIP数据核字（2017）第005295号

图解常见病自查自疗

钱丽旗　主编

出版发行	中国人口出版社
印　　刷	天津泰宇印务有限公司
开　　本	787mm×1092mm　1/16
印　　张	16
字　　数	240千字
版　　次	2018年4月第1版
印　　次	2018年4月第1次印刷
书　　号	ISBN 978-7-5101-4882-8
定　　价	48.00元

社　　长	邱立
网　　址	www.rkcbs.net
电子信箱	rkcbs@126.com
总编室电话	(010)83519392
发行部电话	(010)83530809
传　　真	(010)83518190
地　　址	北京市西城区广安门南街80号中加大厦
邮政编码	100054

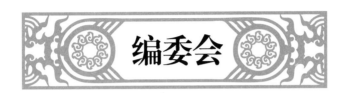

编委会

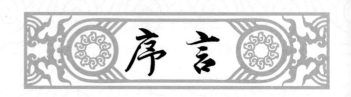

序言

　　健康，是每个国民的立身之本，也是一个国家的立国之基。健康，是民族昌盛和国家富强的重要标志，也是广大人民群众的共同追求。"没有全民健康，就没有全面小康。我们把健康列为小康的组成部分，更能体现出我们社会的文明进步。""把人民健康放在优先发展战略地位。"当前，我国进入全面建成小康社会决胜阶段，随着经济社会的不断发展，科学技术的不断进步，人们的生活水平不断提高的同时，种种不良的生活方式也使人们越来越多地遭受到疾病的困扰。因此"要倡导健康文明的生活方式，树立大卫生、大健康的理念，把以治病为中心转变为以人民健康为中心，建立健全健康教育体系，提升全民健康素养，推动全民健身和全民健康深度融合。"我们编撰《健康中国2030家庭保健养生丛书》就是基于大健康，大卫生的理念，依据中医养生的核心——"以人为本，以和为贵"，调理身体气机的中心思想，将养生保健的科学生活习惯融入到日常的生活中。

　　中国的养生文化，已经流传了几千年，备受人们热捧。三千多年前我们祖先就已经广泛运用艾灸疗法来养生、防病治病。近年来，人们开始关注养生文化，养生保健种类日益丰富，可以说，"养生"理念已逐渐融入人们的日常生活中。

　　基于养生保健思想的日益普及，我们编写了这套养生系列丛书，其中包含20本分册，分为五个类型，分别为防治病、养生经、自疗、三分钟疗法类，传统疗法类。其中，防治病包括《图解—刮痧防治病》，《图解—艾灸防治病》，《图解—拔罐防治病》，《图解—推拿防治病》；养生经包括《图解—黄帝内经体质养生》，《图解—本草纲目对症养生》；自疗类包括《图解—颈椎病自疗》，《图解—腰椎病自疗》，《图解—常见病自查自疗》；三分钟疗法类包括《图解—三分钟足疗》，《图解—三分钟手疗》，《图解—三分钟面诊》；传统疗法类包括《图解—人体经络》，《图解—百病从腿养》，《图解—小疗法大健康》，《图解—儿童经络按摩刮痧全集》，《图解—对症按摩》，《图解—小穴位》，《图解—手足对症按摩》，《图解—特效指压疗法》。

这套丛书从各个方面为大家介绍了日常养生的相关内容，语言浅显易懂，将复杂的医学知识用平实通俗的语言表达出来，方便读者理解。同时本书采用图解形式，配了大量插图，帮助认识各个疾病以及穴位的特点、疗法功效。读完本套丛书，你便能掌握一些基本养生知识和常用对症治病的疗法，并灵活加以应用。

本套丛书的编写团队由多家三甲医院的权威中医专家组成，包括解放军总医院第一附属医院钱丽旗主任，中国中医科学院广安门医院倪青教授，解放军总医院窦永起教授，空军总医院马建伟教授，海军总医院李秀玉教授，北京崔月犁传统医学研究中心冯建春教授，武警总医院许建阳教授，中国中西医结合杂志社王卫霞副编审，国家食品药品监督管理局马秀璟教授，中日友好医院夏仲元教授等多位军内外知名学者，汇集了军队、地方最优质的医疗学术资源，着力打造健康类图书精品，是在军队改革新形势下军民融合、资源共享、造福人民的新创举，期冀这一系列丛书为百姓带来真正的健康福音，为健康中国建设添砖加瓦。

当然，书中难免有所纰漏，也望广大读者批评指正。

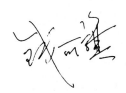

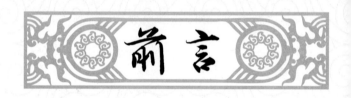

前言

　　随着经济社会的不断发展，科学技术的不断进步，人们的生活水平也在进一步提高，我们逐渐进入了一个更加快捷、便利的时代，我们在享受高科技给我们带来的便捷与享受的同时，人类所赖以生存的自然环境也遭到了前所未有的破坏，人与自然的关系也有所改变。于是，各种亚健康状态及急慢性疾病开始慢慢吞噬我们的健康。

　　在现代生活中，各种新兴疾病层出不穷，并逐渐威胁着我们的健康，各种药物理疗手法等相应出现。另一方面，人们的养生意识也在不断加强，如知道通过按摩、推拿、针灸、方药等中医疗法来达到防治疾病的目的，各种日常生活中的食疗疗法、家庭健康小常识等，也进一步融入了我们的生活中。然而，对于一些常见病，我们仍应提高警惕。其实，如果我们知道一点基本的医疗常识，拥有一些起码的自我诊断和用药的知识，就能够对日常生活中碰到的一些小病进行自我诊断与治疗，这既减少了身体上的痛苦，还能最大限度地减少往返医院的频率。

　　为此，我们编写了这本《图解常见病自查自疗》，使大家能够了解日常疾病自我防治的相关内容。

　　本书共分八个章节。

　　第一章，介绍了生活中必要的健康常识，其中包括三个小节，第一节介绍了疾病的自我检查常识，第二节介绍了日常的用药常识，第三节介绍了有关的家庭急救常识；

　　第二章，介绍了常见内科疾病的自查自疗；

第三章，介绍了常见外科疾病的自查自疗；

第四章，介绍了传染科疾病的自查自疗；

第五章，介绍了儿科疾病的自查自疗；

第六章，介绍了妇产科疾病的自查自疗；

第七章，介绍了皮肤科疾病的自查自疗；

第八章，介绍了五官科疾病的自查自疗。

本书对人体疾病的自我疗法作了相对全面和详尽的讲解，内容丰富，分类清晰，图文结合，对日常常见疾病进行了具体整合和介绍，并对日常的疾病防治和相关常识作了一定叙述，深入浅出，浅显易懂，便于大家学习和了解。

希望大家通过本书，能够对人体疾病的自我疗法有一个大致的理解，并能在阅读的过程中，真正运用到日常生活中，做到对小病可以自我防治，远离亚健康，拥有良好的生活方式。

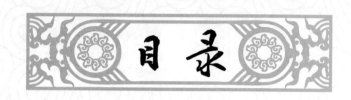

第三章 外科疾病的自查自疗　124

第四章 传染科疾病的自查自疗 162

第五章 儿科疾病的自查自疗 182

第六章 妇产科疾病的自查自疗 203

第七章 皮肤科疾病的自查自疗 225

第八章 五官科疾病的自查自疗 238

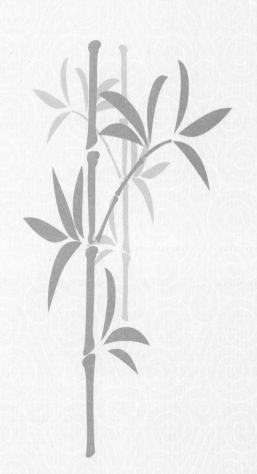

第一章

你必须知道的健康知识

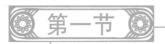

疾病自我检查意识

从指甲看你的身体健康

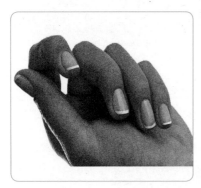

白色指甲——肝病，如肝炎。黄色，厚的，生长缓慢的指甲——肺病，如肺气肿。黄色，根部有红色的指甲——糖尿病。半白半粉红的指甲——肾病。红色甲床——心脏病。苍白或白色甲床——贫血。指甲表面凹陷或起皱——牛皮癣或关节炎。甲皱根部有不规则的红线——狼疮或相关组织疾病。指甲下面有黑线——恶性皮肤瘤。

指甲上的小太阳代表的健康

小太阳，就是指甲根部发白的半月形，叫做甲半月，又叫健康圈。一般而言，甲半月占整个指甲的1/5是最佳状态，过大过小或者隐隐约约都不太正常。甲半月太大的人容易发生高血压、中风；而甲半月如果太小则说明血压太低。完全看不到甲半月的人，大多有贫血或者神经衰弱的症状。

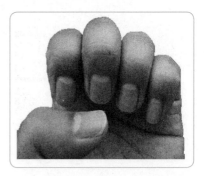

同时，甲半月的颜色以乳白色最佳。发青，暗示呼吸系统有问题，容易患心血管疾病；发蓝，则是血液循环不畅的表现；发红，对应的则是心力衰竭。

无故体重减轻要排查癌症

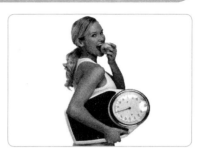

如今人们喜欢减肥，但是如果没有节食也没有加强运动，一个月里体重却减轻了5千克，就要注意了，要请医生查一查。当然也可能是甲亢，医生会先查甲状腺功能等。

皮肤改变要注意

大多数人都知道痣变大了就可能成癌。此外还应注意不正常的皮肤色素沉着，或者皮肤突然发生出血或过多的鳞屑。变化周期等则需要因人而异。

吞咽困难小心癌症

只能喝流质或半流质食物，就要注意消化道癌，如食管癌，应请医师检查。

口腔改变不要忽视

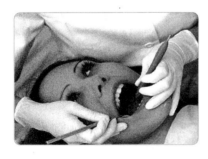

吸烟者特别应该注意口腔内白斑或舌上白点，这些可能是癌前期表现，可发展成口腔癌。

局部疼痛不能不管

局限在某部位一直痛，而且无法解释原因，就应请医师检查。

拳头能够预知你是否健康

请将手紧紧握起来30秒，打开后手掌的白色会马上消失吗？还是会残留短暂的时间？

利用这样简单的动作，可以检查一下自己的健康状况。

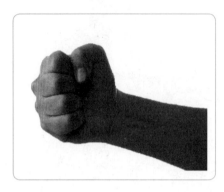

当紧紧握拳时，会压迫到手掌的血管，而这样的挤压动作会阻断血液系统流通，因此手掌会变成白色。变成白的手掌，若能马上恢复原来的肤色，表示血管健康。但是，如果需要花10秒以上时间才能恢复的话，就要当心是不是有动脉硬化或自主神经异常的情形。

不同的梦境预知你的健康

老年人做噩梦，梦见有人追逐，自己身体歪斜扭曲，肢体沉重，情绪激动，醒后心有余悸、大汗、心跳加快。这些都可能与心脑供血不足有关，常是冠心病、心绞痛、脑血管意外的先兆。青年人梦见吃饭、饮酒可能是溃疡病的先兆。癫痫病人梦见电视机受干扰，与人相撞，从空中坠落，提示不久此病即将大发作。

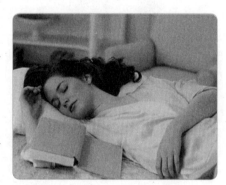

梦境内容的改变，也可提示疾病的好转或加重。抑郁症病人梦境并不像白天那样抑郁悲观，甚至有欢天喜地的梦。而欢乐梦的消失，烦恼梦的增加，倒是临床症状趋向缓解的先兆。

分辨儿童不完全性性早熟

不完全性性早熟是指只有个别性征的发育，如有的女孩单纯乳房增大，称为乳房过早发育症；有的孩子单纯阴毛过早出现，叫做阴毛过早生长症，等等。总之，除了这些孤立的现象之外，没有全身性的内分泌改变，这种情况一般不需要特殊处理。

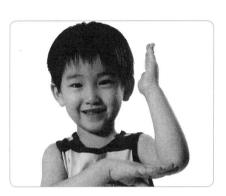

一旦发现孩子有性早熟表现，作为家长应注意以下两点：第一，要及时送孩子去医院求诊检查，查出病源，给予治疗。第二，要密切注意性早熟患儿的身心变化。

出汗时间看健康状况

一种是白天出汗过多。无论冬夏，在白天不活动或轻微活动的情况下，常汗出不止。这些人常有身体虚弱、说话语声较低、食欲差、易感冒等特点，中医认为是气虚的表现。这类人饮食上可选择山药、豆浆、牛羊肉等，也可用党参或黄芪炖鸡或腔骨，以补益机体，缓解气虚。还可通过动作舒缓、动静结合的运动增强体质，如练习太极拳、八段锦等。

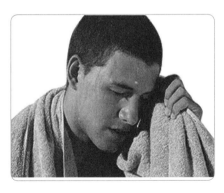

另一种是晚上出汗。睡着出汗，醒来汗止，中医称为"盗汗"。这些人常有手脚心热、心烦、面部发红发热、口咽干燥等特点，中医认为是阴虚表现。这类人饮食上可选择百合、雪梨等滋阴之品，少吃羊肉、洋葱、葱、姜、蒜等热性食物，也可用沙参、麦冬、五味子或西洋参等泡水饮用。

出汗部位能预知健康

一为头汗过多，若暴饮暴食后出现头面部多汗，同时觉得上腹胀满、口渴、不想吃饭，多为积食，可通过减少进食量、吃清淡饮食缓解，也可吃点消化药；若伴随肢体沉重无力，胃胀不适，想呕吐，身体发热，舌苔厚而黄腻，是脾胃有湿热的表现，应注意清淡饮食。孩子睡眠时出现轻微头汗属正常现象；但若伴有睡眠不实、烦躁不安、易惊吓、头发稀少等表现，要及时诊治。此外，老人和产后身体虚弱的女性，也会有头汗过多的情况，多属于气虚。

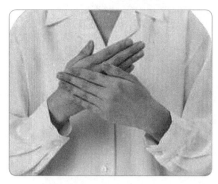

二为手足心多汗，如果手足心多汗伴有手脚心热、口咽干燥等，多属于阴虚有热；若手足心多汗伴随腹部胀满疼痛，大便不通，多属于肠道内有积粪的热证，可服用通便药；若手足心多汗伴随口干、牙龈肿痛等，多属于胃热，可服用清胃热的中药，如牛黄清胃丸、清胃黄连丸等。

三为心窝、胸口多汗，多见于一些脑力工作者，这些人常伴有精神倦怠、食欲不振、睡眠差、多梦的表现，属于思虑过度，导致心脾虚，可通过适当的运动，如慢跑、太极拳、八段锦等，缓解压力，调节身心。

注意分辨出汗气味

正常的汗没有明显的腥臭味，如果汗味腥臭，多与热证或湿热证有关，属肝热，这种情况可通过清淡饮食，或用中药菊花、茵陈等泡水饮用；若腥臭明显，应找医生诊治。此外，若在夏季闷热的环境中，出现大量出汗、口渴、头昏、胸闷、恶心、心慌、四肢无力、耳鸣、注意力不集中、体温升高的情况，一般属于中暑先兆，应及时转移到阴凉通风的地方，补充一些淡盐水，短时间内可恢复正常，症状不能恢复或严重者，要及时就医。

除上述情况，还有一些出汗表现，如汗液颜色的改变，有黄汗、红汗、黑汗等，这种情况需由医生综合判断后诊治。如果重病的病人突然大汗淋漓、四肢厥冷、呼吸微弱或大汗、呼吸急促等，则预示着病情的凶险。

先兆中暑要注意

在高温环境下，中暑者出现头晕、眼花、耳鸣、恶心、胸闷、心悸、无力、口渴、大汗、注意力不集中、四肢发麻，此时体温正常或稍高，一般不超过37.5℃。此为中暑的先兆表现，若及时采取措施如迅速离开高温现场等，多能阻止中暑的发展。

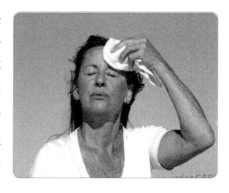

轻度中暑的表现

除有先兆中暑表现外，还有面色潮红或苍白、恶心、呕吐、气短、大汗、皮肤热或湿冷、脉搏细弱、心率增快、血压下降等呼吸、循环衰竭的早期表现，此时体温超过38℃。

重度中暑的表现

除先兆中暑、轻度中暑的表现外，并伴有昏厥、昏迷、痉挛或高热。

重度中暑还可继续分为：中暑高热，即体内大量热蓄积。中暑者可出现嗜睡、昏迷、面色潮红、皮肤干热、无汗、呼吸急促、心率增快、血压下降、高热，体温可超过40℃。

中暑衰竭，即体内没有大量积热。中暑者可出现面色苍白、皮肤湿冷、脉搏细弱、呼吸浅而快、晕厥、昏迷、血压下降等。

中暑痉挛，即与高温无直接关系，而发生在剧烈劳动与运动后，由于大量出汗后只饮水而未补充盐分，导致血钠、氯化物降低，血钾亦可降低，而引起阵发性疼痛性肌肉痉挛（俗称抽筋）、口渴、尿少，但体温正常。

干皮面积变大预示皮肤衰老

当身体的肌肤慢慢进入衰老期的时候，其实身体是会发出一些预警信号的，先看看自己是不是"身"有同感，再下手不晚。

原来只是小腿干，因为小腿的迎面骨是全身新陈代谢最不旺的地方，油分少很容易变干，但是现在慢慢变得大腿、臀、手臂都很干，以前夏天不涂身体乳绝对没问题，现在不行了。

臀线不见说明衰老期来临

原来臀是臀，腿是腿，即使不够浑圆挺翘，但至少轮廓分明，现在大腿和臀部就快连到一起了，臀线很不明晰，臀位也感觉有些外扩。

胸部松懈要注意老化

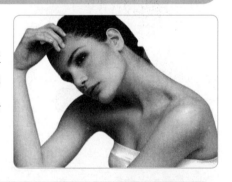

女人胸口的皮肤好像是一个天然内衣，它的紧致度直接关系到胸部形状，因为疏于保养，那块皮肤变松了，自然导致胸跟着松垮下垂。

皮肤颜色不均有可能代谢缓慢

即使没有被夏季太阳直射过，手臂和大腿的颜色看起来也很不均匀，暗沉，毫无光泽。这是身体新陈代谢缓慢、色素沉淀在身体里的结果。

铅中毒的表现症状

金属在人们的日常生活和工作中每天几乎都与人体接触，有时也会发生金属中毒。如果能注意口腔病变的改变，就可预先知道是否出现金属中毒或为何会金属中毒。

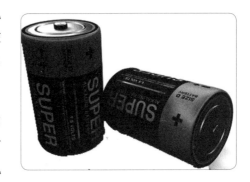

铅中毒后口腔黏膜变白，口内有收敛感及金属味，口渴，咽喉有烧灼感，刺激疼痛，流涎，还可见颊黏膜、口腔黏膜内呈带形或不规则斑块、蓝灰色的微点。

锑中毒的表现症状

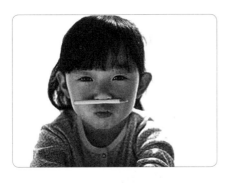

口内有金属味，口渴、流涎、口腔咽喉疼痛，口唇肿胀，口腔发炎，齿龈边缘呈暗蓝色。

锌中毒咽喉什么感觉

口内有金属味，咽喉干燥有烧灼感，声音嘶哑甚至失音。

钡中毒口腔感受

口干、恶臭，口腔有烧灼感，流涎。

汞中毒的表现

口腔发炎或溃烂，牙黄，流涎。

脱发预示不同疾病

人正常的头发每天脱落与生长的数目保持在一个平衡状态，若持续大量脱落，而且头发越来越稀疏，就要警惕了，这可能是身体在报警。如果脱发的同时，用手摸头发还会感到油油的，可能就属于脂溢性脱发。

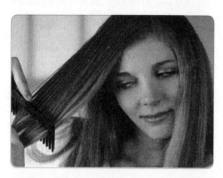

如果同时伴有力不从心、身体沉重、食欲不好、胀气、大便稀等情况，就与脾的关系最大。这时该多吃些薏米、荷叶等能健脾利湿的食物，同时少吃瓜子、花生等油腻的食物。孕妇脱发多属于气血不足，这时就要补充营养了。

头发稀少属于肾气不足

头发是"血之余、肾之华"，与脾、胃、肝、肾都有密切的关系。肝藏血，肝血充分，头发就能有充足的供血；脾主运化，负责把营养成分运输到全身，包括毛发；肾中精气是人体的根本，头发的生长、健康状态的维持都与肾密切相关。

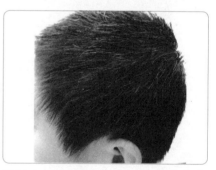

有的小孩，天生头发枯黄、细软，同时走路、说话、站立、牙齿发育都比同年龄孩子要迟缓，这种情况就属于肾气不足。

动脉粥样硬化的中老年人，由于肝肾功能不足，而且多伴有血脂、血压、心脑血管疾病等慢性病，在头发脱落的同时，如果伴有嗜睡、肌肤粗糙发干、舌头有瘀点、手足发凉等，则可能属于瘀血阻络。轻者可以用丹参、当归、红花等代茶饮。

"鬼剃头"多为压力导致

有一种特殊的脱发叫做斑秃，又被称为"鬼剃头"，即脱发区域呈不规则、局部脱落现象，脱发部分的头皮光亮、看不到毛囊、周边头发松动。这往往是由于巨大的情绪波动或长期压力导致的。

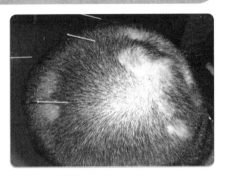

嘴唇淡白色气血不足

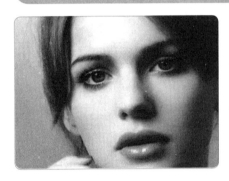

嘴唇为淡白色：提示你的身体里不论是气还是血，都是处于相对匮乏的状态，因为它们都没有充盈到足够让你的唇显示出那种本来该具有的淡红色来。

常见不适：	乏力、困倦、背痛、性欲低下等
防治方法：	加强营养比较高物质的摄入，不要挑食，不要再想着减肥，生命比苗条更重要
建议食品：	鱼肉、鸡肉、牛肉、羊肉、鸡蛋等。带红色内皮的花生，每天适当嚼服，不限量。干枣，至少一天15枚以上

嘴唇红色火气大

嘴唇为红色或深红色、紫红色：提示你的身体状态还是火比较大，舌头就像是体内能量的指示灯，当你身体里的能量过多时就会因能量过盛而产生"火"。而且颜色越向着深红发展，代表着体内的火就越大。

常见不适	牙疼、头疼、头晕、便秘、尿黄等。
防治方法	立即减少以下物质的摄入，辛辣食物、糖类、鸡肉、羊肉，它们只会产生更多的能量，让你体内的火气更旺，导致它的颜色更加深红。尽量不要服用含有人参、大枣等物质的补品，毕竟火上浇油是很危险的事情

嘴唇青黑色小心血瘀气滞

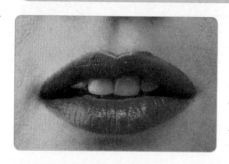

嘴唇为青黑（紫）色：提示你的身体里还是有比较明显的血瘀气滞的情况存在，正常速度流动着的血液是不会呈现出这种颜色的唇的。

常见不适	胸闷、爱叹气、胸部偶有刺痛、噩梦等
防治方法	如果你很少运动，那么，每天30分钟慢跑会彻底改变你的唇色。强烈建议每天饮用1～2汤匙的山西老陈醋，这绝对能让你青黑色的唇在一段时间之后发生改变。老陈醋本身有柔和的活血化瘀作用和改善心情的作用

嘴唇黑色湿气重

嘴唇周围的皮肤泛起一圈黑色：提示你的身体里还是有比较明显的湿气存在，同时多少也意味着你的肾和脾胃都开始有不足的亏虚现象出现了。

常见不适	食欲下降、消化较差、下肢沉重感、小便频多
防治方法	尽量避免各种甜食，油炸、油腻、比较黏的食品，生冷食品等。因为它们能够让你的身体里产生更多的湿分。饭后一定不要急于卧倒或是睡眠，这会直接导致体内因食物的运输迟缓而产生湿气

眉毛浓密体质强

眉毛浓密：眉毛浓密者体质较强，精力充沛。但是，如果女性眉毛特别浓黑，是有可能与肾上腺皮质功能亢进有关。眉毛粗短者，多性急易怒，须提防患急症。

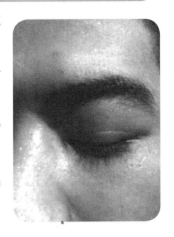

眉毛冲竖：眉毛冲竖而起，则是病情危急的征兆，此种患者应抓紧时间救治。

眉毛倾倒：表示病重，特别是胆腑严重病变。

眉长茂盛：这往往是老年人强壮的征象，看上去两眉秀美而长，有的其中几根特别长，可达4~5厘米，有的2~3厘米。

眉毛脱落气血衰

眉毛脱落：眉毛淡疏易落者，多见于气血衰弱、体弱多病者，此类患者容易手脚冰冷，肾气也较弱。甲状腺功能减退及脑垂体前叶功能减退患者，眉毛往往脱落，其中尤以眉毛外侧1/3处为甚。

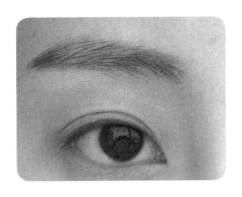

麻风病患者在病变早期眉外侧皮肤肥厚，眉毛脱落。斑秃患者，也可同时出现眉毛脱落症状。癌症、梅毒、严重贫血也可能引起眉毛脱落，有些抗癌或抗代谢药物也有这种副作用。

眉毛下垂有可能面神经麻痹

眉毛下垂：多是面神经麻痹形成。若是某一侧眉下垂，说明是该侧得了面神经麻痹，使眉毛较低，不能向上抬举。有的是单侧上眼睑下垂（如肌无力症），以致一侧的眉毛显得较高。

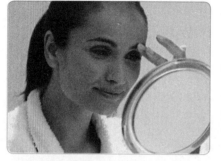

眉毛枯燥：眉毛末梢直而干燥者，如果是女性可有月经不正常，是男性则多患神经系统疾病。有些小孩或营养不良患者，眉毛黄而枯焦，亦为肺气虚的征象。

男人耳朵发黑暗藏的玄机

中医认为耳朵与肾有关。如果耳朵越来越"瘦"，多半是因为肾虚，此时男人还常常会伴有听力下降、耳鸣头晕等症状。而耳朵变黑也是肾气衰败之相，耳朵变黑的人多数还会有怕冷的表现，并且通常会有遗精早泄的问题。耳朵发红则说明体内循环不好。

解决办法：每晚临睡前，做一次耳部的按摩，要记得不要只按耳廓，耳周围也应一一按到，一直延伸到颈部。按摩时不要太用力，要从上至下。

男人鼻头脱皮预示什么

如果鼻头发红，且鼻头和鼻周经常痈肿生疮，这就表明体内脾胃湿热，抽烟喝酒、贪食辛辣的男人常会有这些症状出现。而精神压力过大有时也会使男人变成红鼻头。

鼻尖如果呈紫色可能是血压偏高，或盐和酒精摄取过多。

解决办法：要帮助他进行按摩，用中指指腹向下轻轻按摩鼻子两侧，左右两侧各按摩3次；然后指腹紧贴鼻沟，缓缓地上下移动6次。节制房事，滋阴调养。

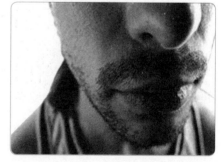

眼白发蓝多是慢性缺铁

眼白发蓝：医学上称之为蓝色巩膜。这种征象多是慢性缺铁造成的。铁是巩膜表层胶原组织中一种十分重要的物质，缺铁后可使巩膜变薄，巩膜掩盖不了巩膜下黑蓝色的脉络膜时，眼白就呈现出蓝色来了。而慢性缺铁又必然导致缺铁性贫血。凡中、重度贫血患者，其眼白都呈蓝白色。

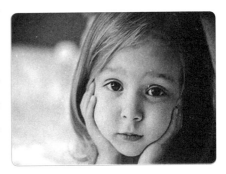

眼白发红小心充血

眼白发红：通常是由细菌、病毒感染发炎引起的充血现象。倘若同时还伴有分泌物、异物感、发痒及眼痛等症状，应去医院眼科诊治。另外，血压高的人发生脑溢血之前、癫痫病发作之前和严重失眠者及心功能不全者，都会出现眼白充血发红的症状。倘若单侧眼白发红，应注意是否受到性病感染。

眼白颜色暗藏的健康秘密

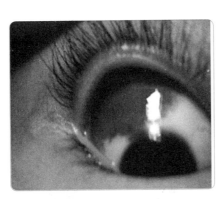

眼白发黄：证明出现黄疸。传染性肝病、胆道疾病、妊娠中毒及一些溶血性疾病是引起黄疸的原因。

眼白出现血片：是动脉硬化、特别是脑动脉硬化的警示牌。

眼白出现绿点：大多数是肠梗阻的早期信号。

眼白出现红点：是毛细血管末端扩张的结果。糖尿病病人通常会出现此症状。

看耳朵辨疾病

正常人耳朵红润而有光泽，这是先天肾精充足的表现；耳朵干枯没

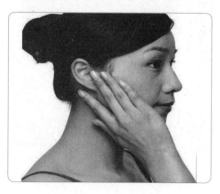

有光泽，可能是由于机体肾精不足；耳朵颜色淡白的人，多怕冷恶风，手脚冰凉；耳朵红肿，多是"上火"的表现，常见于肝胆火旺或湿热；耳廓干枯焦黑，多发于传染病后期或糖尿病。耳朵的某些局部呈点状或片状红晕、暗红、暗灰等，则有可能是胃炎、胃溃疡等消化系统疾病的表现。

如果耳朵局部有结节状或条索状隆起、点状凹陷，多提示有慢性器质性疾病，如肝硬化、肿瘤等。耳朵局部血管过于充盈、扩张，可见到圆圈状、条段样等改变的，常见于有心肺功能异常的人，如冠心病、哮喘等。

从皮肤的颜色辨病

脸色苍白，没有血色——可能患有贫血。

肤色黄染——肝炎、肝硬化、胆道阻塞或溶血性贫血等的表现。

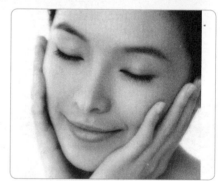

皮肤均匀黑——与慢性疾病如肾上腺疾病、慢性肾病、肾上腺皮质功能亢进有关。

红光满面——显示血脂、血压高。

皮肤晦暗，没光泽——当心心理压力过大。

从皮肤的斑块、结节辨病

眼睑皮肤上有黄褐色结节或斑块（睑黄疣）——可能有高血脂。

脸上有蝴蝶斑，晒太阳加重——患系统性红斑狼疮的概率大。

颜面部位、眼眶周围出现紫红色、浸润性（有点厚）红斑——可能有皮肌炎的改变。病人超过40岁的皮肌炎很多与肿瘤特别是鼻咽癌有关。若密切跟踪皮肤的变化，可提早4、5个月发现肿瘤。

皮肤的斑块、结节预示疾病

胸前火焰样红斑——类癌综合征或皮肌炎，说明内脏系统如消化系统、妇科、男性泌尿生殖系统或肺部可能有肿瘤。

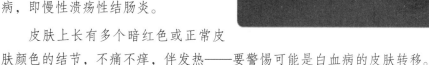

皮肤上有类似结节性红斑的一些结节或脓肿——往往会有肠道克罗恩病，即慢性溃疡性结肠炎。

皮肤上长有多个暗红色或正常皮肤颜色的结节，不痛不痒，伴发热——要警惕可能是白血病的皮肤转移。

皮肤的丘疹辨病

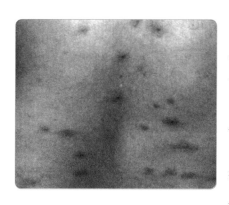

颜面、躯干、四肢出现黄褐色的丘疹、斑块或斑片（泛发型扁平黄疣）——有50％的可能与多发性骨髓瘤有关，还有一些则与血脂增高有关。

皮肤上的风团反复发作，伴瘙痒感（慢性荨麻疹）——有些与胃的幽门螺杆菌感染有关，有些与乙肝病毒携带有关，有些甚至与慢性胆囊炎、风湿性疾病、烂牙都有关系。

不同刺激引起皮肤不同反应预示不同疾病

皮肤遇冷风、冷水就发红、发肿，长风团，伴瘙痒感（寒冷性荨麻疹）——与冷球蛋白血症或多发性骨髓瘤有关。

皮肤上出现丘疹、结节、糜烂，不痛不痒（皮肤的隐球菌病）——可能有脑或肺的隐球菌病。

皮肤上长大疱、水泡、丘疹，伴有口腔糜烂（皮肤大疱性的疾病）——往往是一种副肿瘤性疱疮，与肺部、腹部、妇科肿瘤等相关。

心脏病发作前征兆消化不良

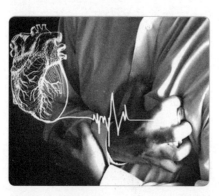

有些人由于患过胃病，所以很容易把胃病与心脏病引起的胃部不适混为一谈。与一般的胃病不同，心脏病引起的胃痛很少会出现绞痛和剧痛，压痛也不常有，只是有一种憋闷、胀满的感觉，有时还伴有钝痛、火辣辣的灼热感及恶心欲吐感，大便后虽会有一些缓解，但不适的感觉不会完全消失。

下颌骨疼痛有可能心脏病要发作

下颌骨两侧疼痛，有时扩散到颈部一侧或双侧，这提示有可能心脏病要发作。

前臂和肩膀疼痛要注意是不是颈椎病

颈椎病发作时，尽管左臂和左肩受到影响最为常见，但严重时也会放射到右臂，当然仅右臂一侧出现疼痛者是极为常见的。尽管疼痛不太严重，但要举手抬臂也很困难。疼痛一般为钝痛，而不是剧痛，也不会扩散到腕部和手指，通常仅限于前臂内侧。

呼吸急促千万不要忽视

有些心脏病病人除了常见的症状外，还会出现呼吸急促、喘不过气来的现象，这种呼吸困难常被人们称为"气不够用"。静坐几分钟后，呼吸似乎可恢复正常，但是当病人重新走动时，喘息又开始。这种喘息常常被人忽视，尤其是患有肺病的老年人，更易被忽视。出现这种情况时，应尽快去医院检查是否患有心脏病。

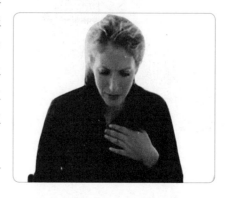

全身疲劳小心心脏问题

急走之后出现严重疲劳，疲劳得连伸直身子的力量都没有。疲劳并不局限于身体的某个部位，而是全身性的。如感到前所未有的严重疲劳，就应立即上医院做检查。

意外怀孕后症状月经停止

月经停止是怀孕最显著也是最早的信号。你的月经期或许会因为营养、饮食、心情甚至工种突然改变等种种原因出现暂时的紊乱。

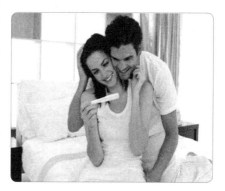

但是，如果你和爱人近期有过同房的事实，月经期没有任何诱因推迟了10天，这就应当引起你的高度警惕了。这个时候，你极有可能怀孕了。如果继续停经14天以上，应立即到医院作化验检查。

黑眼圈有可能是慢性肝病

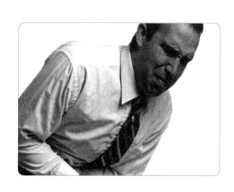

慢性肝病病人，特别是肝功能不正常的病人，黑眼圈往往难以消退。慢性胃炎反复发作，引起消化、吸收功能减退者，眼圈也常常发黑。此外，动脉硬化、更年期综合征、大病之后体质虚弱、肾炎、肾功能衰竭、呼吸衰竭、再生障碍性贫血、血小板减少性紫癜、甲状腺功能减退、柯兴综合征等都会造成眼周微循环障碍，以致瘀血阻滞，引起眼圈发黑。

打喷嚏：感冒或鼻炎

感冒：病人会出现打喷嚏、鼻塞、流涕多的症状，伴随着发热、全身酸痛、喉咙痛、咳嗽、头痛等症状，且到后期鼻涕会变黄稠。病程为1～2周。

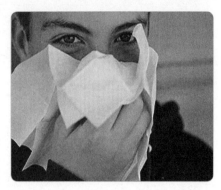

变应性鼻炎：是变态反应性疾病，接触致敏原或免疫力下降时发作。症状为阵发性的"机枪喷嚏"，鼻塞、鼻痒，鼻涕清稀。一般症状消除较快。

变应性鼻炎与病人体质有最直接的关系，药物能迅速控制症状，但不能从根本上消除变态反应。要预防发作，病人应注意生活细节。

教你准确判断小儿肺炎

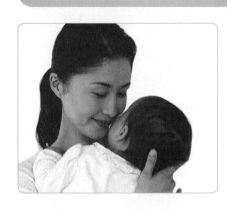

发热儿童罹患肺炎时大多有发热症状，体温多在38℃以上，持续两三天时间，退热药只能使体温暂时下降一会儿，不久便又上升，儿童感冒虽然也会发热，但体温多数在38℃以下，持续时间较短，退热药的效果也较明显。

但同时也应该警惕不发热的小儿肺炎，宝宝患肺炎体温可能会很高，但也可能不发烧，甚至体温低于正常。发烧时间长短，也不能作为判断肺炎的依据。有的宝宝发烧仅两天就已发展为肺炎，而有的宝宝发烧一周也并不是肺炎引起的。所以只从发热并不能判断孩子是否患了肺炎，还需结合其他方面来判断。

小儿肺炎从呼吸来判断

是否罹患肺炎还需看孩子有无咳、喘和呼吸是否困难。感冒和支气管炎引起的咳、喘多呈阵发性，一般不会出现呼吸困难。若咳、喘较重，静止时呼吸频率增快（即不到2个月婴儿呼吸次数≥60次／分；2～12个月婴儿≥50次／分；1～5岁幼儿≥40次／分），两侧鼻翼一张一张的，口唇发青或发紫，一旦出现上述症状，提示病情严重，不可拖延。

小儿肺炎要与感冒区分开

病毒性肺炎的病原体50％以上是呼吸道合胞病毒，该型肺炎占小儿肺炎住院总数的1/3。多发于冬春季。最典型的多发年龄是6个月至3岁。这些孩子往往起病急，先有"感冒"症状，持续时间约3天，表现为发低烧（测量体温在38℃左右）、流清鼻涕水、咳嗽，约60％患儿也可不发烧。

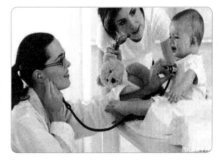

2～3天后咳嗽加重，呼吸快而浅表，每分钟可达60～100次。最突出的症状是喘、憋、呼气延长，喘鸣之声音有时不必用听诊器，只要靠近患儿就可听到，患儿非常痛苦。

从幼儿的睡态中辨病

睡眠对儿童来说尤为重要，特别是婴幼儿，他们绝大多数时间是在睡眠中度过的，良好的睡眠是小儿的体格和神经发育的基础，因此小儿的健康状况也可以以睡眠质量来衡量。正

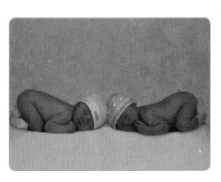

常情况下，小儿睡眠应该是安静、舒坦，头部微汗，呼吸均匀无声，有时小脸蛋上可能出现各种表情。但是，当孩子患病时，睡眠就会出现异常的改变，如：烦躁、啼哭、易惊醒、入睡后全身干涩、面红、呼吸粗糙急速、脉搏快，这预示着发热即将来临。

幼儿的睡态可知疾病

入睡后撩衣蹬被，并伴有两颧及口唇发红、口渴喜饮或手足心发热等症状，中医认为是阴虚肺热所致。

入睡后面朝下，屁股高抬，并伴有口舌溃疡、烦躁、惊恐不安等病状，中医认为是"心经热则伏卧"。这常常是小儿患各种急性热病后，余热未净所致。

幼儿的睡眠哭闹要注意

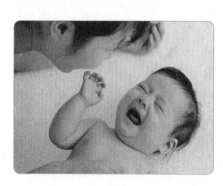

入睡后翻来覆去，反复折腾，常伴有口臭、腹部胀满、口干、口唇发红、舌苔黄厚、大便干燥等症状，中医认为，这是胃有宿食的缘故，治疗原则应以消食导滞为主。

睡眠时哭闹不停，时常摇头，用手抓耳，有时还伴有发烧，可能是患有外耳道炎、湿疹，或是患了中耳炎。

幼儿入睡四肢抖动要注意

入睡后四肢抖动"一惊一乍"，则多是白天过于疲劳或精神受了过强的刺激（如惊吓）所引起。

入睡后用手去搔抓屁股，而肛门周围又见到白线头样小虫爬动，可见于蛲虫病。

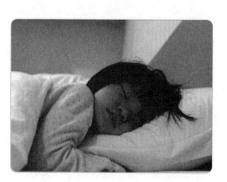

熟睡时，特别是仰卧睡眠时，鼾声隆隆不止，用嘴巴呼吸，这是因为扁桃腺肥大等原因影响呼吸所致。

黑眼圈预示过度疲劳

过度劳累，长期熬夜，或化妆品颗粒潜入眼皮，以及眼睑受伤引起皮下渗血，都能导致眼周皮肤代谢功能失调，使色素沉积于眼圈。而眼窝或眼睑处静脉曲张或长期眼睑水肿，致使静脉血管阻塞，也能形成眼圈发黑。

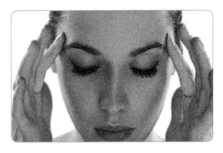

黑眼圈也许是月经不调

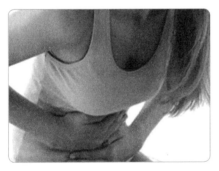

有的妇女早起时发现自己的眼圈发黑，经久不消，这很可能是由痛经或月经不调引起的。中医学认为，痛经或月经不调多因情志不遂、忧思悲怒、肝郁气滞、瘀血阻滞所致，或由起居不慎、经期感受风寒湿冷引起。而黑眼圈正是气血运行受阻在面部的表现。经血量过多或患功能性子宫出血的女性，也易出现黑眼圈。

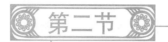

用药常识

身体有病，吃药是必需的。如果懂得一些药物常识，对身体的早日康复大有益处。

处方药与非处方药

处方药与非处方药的区别在于：处方药必须凭执业医师或执业助理医师处方才可调配、购买和使用；而非处方药不需要凭执业医师或执业助理医师处方即可自行判断、购买和使用。

了解非处方药

对一些大病或疑难杂症，毫无疑问，人们会马上去医院，由医生开出处方，决定用药。而对一些小病或常见病，大多数人选择自行购药。"大病进医院，小病上药店"是如今人们求医求药的真实写照。

非处方药虽然方便、实惠，但由于是自行购药，因此正确选购和用药非常重要，应注意以下两个方面。

一是要正确判断病情。

无论是给自己或是家人买药，都要做到对病情心中有数。

二是正确选药。

每种药都有说明书，列有以下内容：产品名称、药物成分、适应证、剂量、剂型、用法、用量、不良反应、禁忌证、注意事项、保存方法、有效期、批准文号、药号、生产厂家、地址等。买药时要将病情与药物相对照，考虑适用与否，在适应证符合的情况下，还要注意"不良反应和禁忌证"，以免顾此失彼，对身体造成不必要的伤害。

遵照药品说明严格用药

服用非处方药时，要遵照药品说明严格用药，包括用法、用量、疗程等，不可擅自超量或长时间服用。因为非处方药同样具有毒副作用，安全只是相对而言。

一般使用非处方药物进行治疗3天后，病情不见好转或有加重现象，应立即停药，并到医院诊治。需要服用多种药时，应向执业药师咨询，切忌擅自同时服用，否则可能会加大毒副作用，而且还不易查明原因。服用非处方药后，如出现高热、皮疹、哮喘、瘙痒症状时，应立即去医院诊治。

● **温馨提示**

买非处方药时一定要留存购药凭证，并要求写清药名，以备查证。

正确使用药物

正确用药，就能够使药物发挥出最大效力，既能在短时间内消除或减轻病症，又能最大限度地减少药物对身体的不良作用。而不正确的用药方法，既发挥不出药效的全部作用，又会对身体造成一定的危害，甚至加重病情。

常用药的服用方法

中药与西药要相隔半小时服用

如果病人需要服用中药和西药，那么，两种药之间最少要间隔半小时服用，因为大部分西药被身体吸收需半小时左右，新陈代谢后，对中药的影响就会变得小了。也就是说，半小时之后，中药和西药就互不影响彼此药效的发挥了。

药片磨成粉，不良反应多

对于一些年老体弱或患多种慢性病的人来说，常常要服多种药，由于某些药品难以下咽，家人常会将一些难以顺利下咽的片剂药品磨成粉状，冲水顺服。这种做法是不科学的，有的不但达不到治疗目的，相反还会引起一些不良反应。

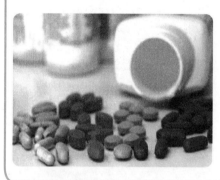

相关药品资料显示，不可以切半或是磨粉服用的药物，大约有362种，如降压药，本应在小肠内正常吸收，磨成粉状之后，它们来不及到小肠，提前在胃部被吸收，由此就带来不必要的恶心、胃绞痛等症状，增加了身体的不适。

喝汤药有"黄金时间"

汤药的服法很有讲究，一般来说，上午9点和下午3点左右，是身体吸收药物的"黄金时间"，此时服汤药效果最佳。

但是，不同药性的汤药有其不同的特点，服药时间也要针对不同的病症来调整。

如治疗虚证和肠胃病的汤药，服用时间应在饭前30～60分钟；补益药和泻下通便的汤药，宜在饭前空腹服用。

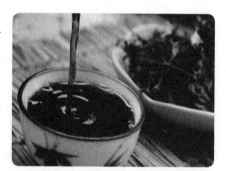

通便的大黄、火麻仁等中药，宜在清晨或白天服用。

驱虫药宜在早晨空腹服用。

安神药则应在睡前服用。

治疗心肺病证和其他一般疾病的汤药，则通常在饭后15～30分钟服用为好，避免药物对肠胃产生刺激，减少副作用。

助消化或对肠胃有刺激的汤药也应在饭后服用。

汤药"冷服""温服""热服"有讲究

传统的中医理论认为，一般的中药汤剂应该"温服"，即汤药煎煮后立即滤出，在常温下放置到30～37℃时再喝。还有丸、散一类的中成药也应该以温水送服。需要"热服"的，是那些属于解表、发散风寒的药，并且可在服药后喝些热稀饭、热水，以助药力。而一般止咳、清热、解毒的药，应"冷服"，以免引起刺激。总之，要遵循一个原则，即"寒者热之，热者寒之"。

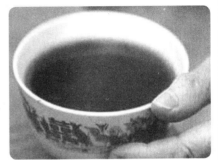

只有这样才能最大限度地发挥药的效力。

适宜饭前服用的药物

部分抗微生物药：如氨苄西林、头孢氨苄、头孢拉定、头孢克洛、克拉霉素、罗红霉素、利福平、异烟肼等。

胃动力药：如多潘立酮、甲氧氯普胺、西沙必利等。

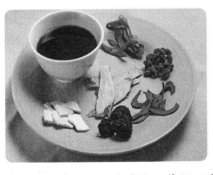

胃肠解痉药：如阿托品、颠茄片等。

胃壁保护药：如胃舒平、三硅酸镁、胶体果胶铋等。

口服营养药：如人参制剂、鹿茸精、蜂乳、六味地黄丸以及一些对胃肠刺激小的滋补药等。

收敛药：如鞣酸蛋白、蒙脱石散、次碳酸铋等。

吸附药：如活性炭等。

助消化药：如乳酶生、多酶片等。

降血糖药：如美吡达、格列波脲、格列喹酮、阿卡波糖等。

部分降血压药：如卡托普利等。

有些药物服用后勿晒太阳

服用后不可晒太阳的药物叫做光敏性药物。常见的有抗生素类、沙星类药物。

如果服用了此类药物，又长时间暴露在太阳底下，严重者会导致皮肤起水泡。

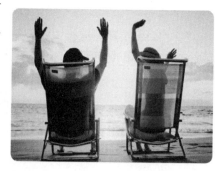

这是因为经太阳的照射，会使药物中的某些成分活化，从而直接地破坏或杀死皮肤细胞。刚开始皮肤出现麻刺感或红斑，这时应立即用凉水湿敷红肿发热的部位，还要在医生的指导下，口服皮质类固醇药物。

如果皮肤损伤严重，发生感染，要服用抗生素来治疗。为避免发生光敏反应，可使用"羟氯喹"来加以预防。

吃药不能盲目做"加法"

以感冒为例，如果两种药中含有同一种成分，就只能选择服用其中一种，避免摄入过多，增加毒性。

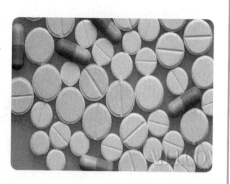

一般来说，治疗感冒的西药可以和治疗感冒的中药一起吃，比如服用酚麻美敏片后也可以吃板蓝根、流感丸。但是，西药不能和复方药同吃，因为复方药里可能含有中、西药两种成分。

管住口，药效佳

不同的药物其活性成分不同，某些药物与某些饮食存在相克作用。

所有药物：忌烟。

服药后30分钟内不能吸烟。因为烟碱会加快肝脏降解药物的速度，使药物难以发挥应有的作用。

阿司匹林：忌烟、果汁。

阿司匹林与酒同服，不仅加重发病症状和全身疼痛症状，还容易使肝损伤。如果与果汁同服，会诱发胃出血。

钙片：忌菠菜。

菠菜不仅会妨碍人体吸收钙，还容易生成草酸钙结晶。因此，服用钙片前后2小时内不要吃菠菜。

黄连素：忌茶。

因为茶会沉淀黄连素中的生物碱，大大降低其药效，因此服用黄连素2小时内不能饮茶。

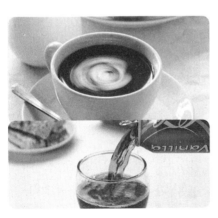

布洛芬：忌咖啡、可乐。

布洛芬对胃黏膜有较大的刺激，咖啡和可乐都会刺激胃酸分泌，胃酸增多会损伤胃黏膜，加剧胃黏膜的刺激，甚至诱发胃出血、胃穿孔。

抗生素：忌牛奶、果汁。

服用抗生素前后2小时内不可饮用果汁或牛奶。因为它们不仅会使药效降低，还有可能生成有害物质，增加毒副作用。

降压药：忌西柚汁。

西柚汁会增加降压药的血药浓度，引起药物性低血压。

多酶片：忌热水。

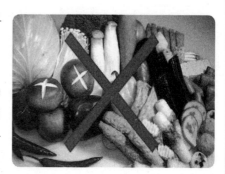

酶是一种活性蛋白质，遇到热水后即凝固变性，失去应有的助消化作用，因此服多酶片时要用凉开水送服。

抗过敏药：忌奶酪、肉制品。

奶酪、肉制品与抗过敏药同吃会诱发头晕、头痛、心慌等症状。

维生素C：忌虾。

服用维生素C前后2小时不能吃虾，因为两者结合会生成具有毒性的物质。

苦味健胃药：忌甜食。

因为苦味健胃药依靠苦味刺激唾液、胃液等消化液分泌，而甜食掩盖了苦味，会降低药效，还会与健胃药中的许多成分发生反应，降低其治疗效果。

不适合睡前服的药

每类药物都有自身的特点，服用时间不当也会对身体造成损害。

止咳药：如果睡前服用止咳药的话，会造成睡后副交感神经兴奋性增高，导致支气管平滑肌缩小，再加上痰液阻塞在狭窄的管腔里，极易出现呼吸困难等症状。

降压药：如果在睡前服用，睡后血药浓度到达峰值，血压大幅度下降，心、脑、肾等重要器官会出现供血不足。

利尿药：利尿药服用1小时左右就会发挥利尿作用，为了不影响睡眠，宜在清晨服用。

补钙剂：睡前服补钙剂不但会诱发胃肠疾病，还使人易患尿路结石，因此不要在睡前服用补钙剂。

服药喝水有讲究

需要用200～300毫升温开水送服的药。以磺胺甲噁唑为代表的磺胺类药，服用时如果饮水过少，药物的代谢产物就会在尿液中形成结晶，出现腰痛、蛋白尿乃至血尿等。

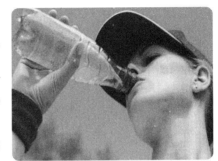

服用抗生素药物时也应饮水，如果饮水少，药物就会滞留在食管中，从而在局部产生一个药物浓度超高的区域，这会给食管黏膜造成强烈的刺激。

服用阿司匹林等解热镇痛药的同时也应大量饮水，因为这些药物进入人体后，会直接作用于体温调节中枢，使出汗量增加。如果不及时补充水分，很可能造成全身水和电解质的失衡，对身体不利。

服用糖浆时不宜饮水。糖浆类药物不仅通过胃肠道来吸收，还会覆盖在咽喉部的黏膜上，起到消除局部炎症、减少刺激的作用，从而缓解咳嗽症状。如果喝水过多，附着在咽喉部的糖浆就会被稀释，就无法发挥药效。

服用消化道黏膜保护剂时饮水量不宜超过50毫升。在服用蒙脱石散、L-谷氨酰胺呱仑酸钠颗粒等保护消化道黏膜的药物时，饮水量不应超过50毫升。这样有利于药物覆盖在胃肠道黏膜上，从而发挥药效。

某些中成药对饮水有特殊要求。某些中成药需要用特殊的"水"来送服，可以在一定程度上提高药效。这些"水"包括黄酒、米汤、姜汤、盐水等。

黄酒性温热，有通经活血、散寒的作用，用黄酒送服云南白药、跌打丸等，有利于药效的发挥。

米汤具有保护胃气的作用，服用参苓白术散、四神丸等可用米汤送服。

生姜具有散寒、温胃的效用，把生姜熬成姜汤来送服感冒清热冲剂，效果更好。

食盐能引药入肾，服用六味地黄丸、左归丸等药物宜用盐水。

用药记住"五先五后"

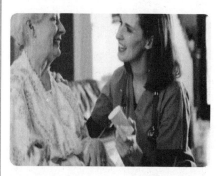

先食疗，后药疗：俗话说"是药三分毒"，所以能用食疗的就先食疗，比如姜汤、红糖水治疗风寒感冒，不妨先喝点，如果不见效再吃药也不迟。

先中药，后西药：中药多属于天然药物，其毒副作用比西药要小，除非使用西药有特效，否则最好先用中药治疗。

先外用，后内服：为减少药物对身体的毒害，能用外用药治疗的疾病（比如皮肤病、牙龈炎、扭伤等）可先用外敷药解毒、消肿，最好不用内服消炎药。

先吃药，后输液：大多数人以为输液病好得快，其实不然。药剂通过血液流向全身，最后进入心脏，直接作用于血管壁和心脏。因此，能用内服药使疾病缓解的，就不必用注射的方法来治。

先用成药，后用新药：近年来新药、特效药越来越多，一般来说它们在某一方面有独特的疗效，但由于应用时间较短，其缺点和毒副作用，尤其远期毒副作用还没被人们全部认识，因此，患病时最好先用中西成药，确实需要使用特效药时，也要慎之再慎之，特别是用进口药物尤其要谨慎。

按时服药才见效

每日用用1次的药，要固定服药时间，每天都在同一时间服用。

每日服用2次，一般是指早晚各1次（一般指早8时、晚8时）。

每日服用3次，一般是指早、中、晚各1次。

每日服用4次，一般是指早8时、午1时、下午4时和晚8时。

每4小时服用1次，一般是指每间隔4小时服1次。

此外，也有隔日1次或每周服用1次的，饭前服用一般指饭前半小时服用，健胃药、助消化药大都在饭前服用，不注明饭前的皆在饭后服用。睡前服用指睡前半小时服用，空腹服用指清晨空腹服用，大约在早餐前1小时。必要时服用指症状出现时服用，如退热药在发热时服用，解热镇痛药也可在疼痛时服用。

辨别药物的不良反应

任何药物都有两重性，既有防治疾病的作用，又有可能引起人体不良反应的作用。

不良反应包括副作用、毒性作用、过敏反应和继发反应。

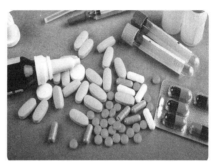

各种药物在治疗时或多或少都可产生一些副作用，如阿托品在缓解胃肠痉挛时，常有引起口干的副作用；氯苯那敏在抗过敏的同时，会出现乏力、嗜睡等。

有些药的副作用表现在消化系统方面，服用后使人恶心、呕吐、厌食、腹泻、便秘等；表现在神经系统方面的有头痛、眩晕、耳鸣等；用量过大或长期使用，则可出现毒性作用，如对肝肾的损害，出现转氨酶升高或血尿，白细胞数减少或贫血等。地西泮、哌替啶等可致呼吸抑制。

过敏反应表现为皮炎、药疹、荨麻疹等，严重时可致过敏性休克，如青霉素类抗生素（使用前都必须做过敏试验）。继发反应则见于使用广谱抗菌药不妥引起的菌群失调，造成白色念珠菌大量繁殖等。

建立自己的家庭药箱

家中备有一个药箱是十分必要的，除了方便外，有时在关键时刻还能救人性命。

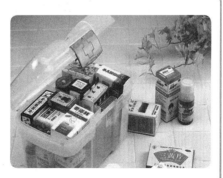

家庭常备外用药品

医用酒精、碘酊、过氧化氢溶液、风油精、清凉油、活络油、云南白药、麝香跌打风湿膏、消毒棉签和棉球、纱布或绷带、创可贴。

家庭常备西药

解热镇痛药：阿司匹林、布洛芬。

感冒药：羚羊感冒片、酚麻美敏片、复方盐酸伪麻黄碱缓释胶囊。

止咳药：甘草片、急支糖浆、枸橼酸喷托维林。

消化不良：健胃消食片、山楂丸、多潘立酮、铝碳酸镁片。

上火：牛黄解毒丸、黄连上清丸。

腹泻：诺氟沙星、颠茄磺苄啶。

抗生素：青霉素、罗红霉素。

抗过敏药：氯苯那敏、阿司咪唑、氯雷他定。

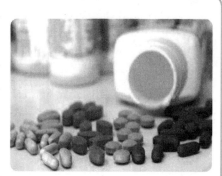

家庭常备中成药

消化不良类药物：香砂六君丸。

感冒类药物：柴胡冲剂、复方板蓝根冲剂。

感染性发热类药物：清开灵胶囊。

心绞痛类药物：速效救心丸、麝香保心丸。

眩晕类药物：眩晕宁颗粒（如伴有血压升高，还可加服全天麻胶囊）。

失眠类药物：安神补脑液。

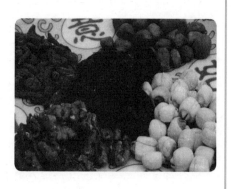

宝宝的小药箱

婴幼儿的抵抗力相对比较弱，又比较顽皮，很容易在玩耍过程中沾染病毒、细菌，所以常常会突发急症或受到意外伤害。

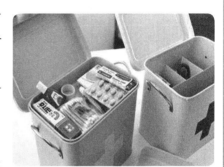

最好在家里为婴幼儿准备一个急救药箱，以备不时之需。最好给宝宝准备一个单独的急救药箱，而不要与大人的混用，以免心急拿错药。

药箱里面最好有不同的小格，以便分别存放常备药品、应急药品、外用药品及其他用品。

药品选择

在药品的选择上要注意多选择上市时间长的药品，尽量不要选择新药（除非医生推荐），因为老字号的药品在市面上使用时间长，其药性和毒副作用已经经过临床检验，相对来说更加安全可靠。多选择疗效稳定、使用方便的口服药、外用药，尽量少选或者不选注射药物。

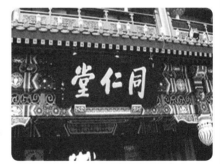

另外，要注意针对宝宝的特殊疾病准备特效急救药品，如哮喘专用喷剂、心脏病特效药等。

如果宝宝有过敏问题，在选用药品的时候要特别注意，避免选用含有致敏原的药品。

应急药品主要包括：

针对宝宝的特殊疾病而准备的特效急救药品、快速退热防止小儿惊厥的药品、止泻类药品、抗过敏药品等。

常备药品主要包括：

解热镇痛类药品，如阿司匹林、感冒药；止咳化痰类药品；帮助消化的药品；抗生素等。

外用药主要包括：

外用消炎、消毒类药品，如医用酒精、碘酒、医用高锰酸钾等；外用消肿、止痛类药品，如止痛膏药、红花油等。

其他药品包括：

医用消毒药棉、纱布、绷带、医用胶布、创可贴等。

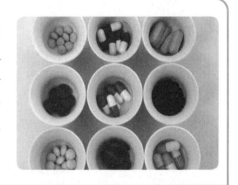

药品的储存

每种药品的包装盒和药品说明最好放在一起，如果是购买的散装药，可以自己另加一个包装，写清楚购买时间和使用方法，这样一方面在使用的时候便于查阅，另一方面便于定期检查药效是否过期。

●温馨提示

要注意的是，最好不要用旧药品的包装盒来存放其他药品，也尽量不把不同药品放在同一个包装盒里面，以免误用。平时最好经常清查药箱，如果发现药片（丸）发霉、粘连、变质、变色、松散、有怪味，或药水出现絮状物、沉淀、挥发变浓等现象时，要及时处理掉，并补充相应新药。

最后要提醒的是，药箱要存放在宝宝不易拿到的地方，以免因误服而造成危险。

夏季药品存放须知

炎炎夏日，有些药品最怕热，因此最好放在冰箱里保存。

外用药：如滴眼液、滴鼻液、滴耳液、洗剂和漱口液等。

中成药：因这些药多为"膏、丸、丹、散"类，其中蜂蜜和红糖等都是很常见的添加剂，在高温受潮时非常容易变质。另外，有些中成药是用白蜡封口，在高温下也容易裂开，导致变质。

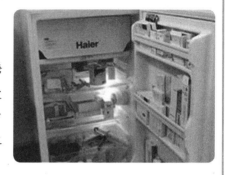

糖衣片：此类药在高温下容易黏结成团快，随之变质。如黄连素片等易溶化变黑。

冲剂：板蓝根冲剂等易吸潮结块。

胶囊或胶丸：在高温下容易出现软化、破裂、漏油等状况。

针剂：很多抗生素类的针剂都是干粉状的，高温下会使药物变质，需要严格低温干燥保存。

擦剂：擦剂含有挥发性的溶媒，如酒精等，因此使用后应拧紧瓶盖，放在冰箱中保存。

掌握家庭护理技能

学会测量体温、血压和脉搏

在家护理病人，护理者必须要学会测量体温、脉搏、血压以及呼吸等技能，因为病人身体哪怕有一点变化，都是最先从这几个体征表现出来的。

体温：测量体温的部位有3种，腋测法、口测法、肛测法。

腋测法：先把体温计甩一甩，使水银柱在刻度表数值以下，然后把尖头的一面夹到腋窝处，测量10分钟，正常值为36～37℃。

口测法：测前与腋测法相同，只是把体温计放到舌下，测量5分钟，正常值为36.2～37.2℃。

肛测法：测前同上，只是把体温计插到肛门里，体温计露到外面约2/3就可以，测量5分钟，正常值为35.5～37.7℃。

体温过高（发热）、体温过低都视为体温异常。其中发热又分为4度：低热37.5～38℃，中热38～39℃，高热39～40℃，超高热为40℃以上。

35℃以下为体温过低。出现这种状况常见于休克、慢性消耗性疾病、甲状腺功能低下及低温环境中暴露过久等。

血压：正常值，一般成年人收缩压为90～140毫米汞柱；舒张压为60～90毫米汞柱；脉压为30～40毫米汞柱。

测量方法：测量血压一般以右上肢血压为准。受检者露出右臂，测量者将袖带平展地缚于上臂，其下缘在肘窝上方2～3厘米处，不可过松或过紧，再把听诊器放在动脉上，然后打气，动脉音消失后再将汞柱升高2～3厘米，缓慢放气，听到第一个声音时的压力为收缩压，声音消失时的血压为舒张压。

脉搏：正常人脉率为每分钟60～100次，节律规整，强弱适中，管壁光滑，柔韧且有弹性。

测量方法：一般用食指、中指、无名指的指腹触诊桡动脉的搏动，桡动脉触不到时，选其他动脉。

教你看懂化验单

怎样看懂尿常规化验单

现在尿常规检查打印出来的符号都是英文缩写，下面简单介绍这些英文缩写的含义：

NIT代表尿中的亚硝酸盐；

pH代表酸碱度；

GLU代表葡萄糖；

PRO代表尿蛋白；

BIL代表胆红素；

WBC代表白细胞；

SG代表尿比重；

ERY代表尿红细胞；

UBG代表尿胆原；

BLD代表隐血；

KET代表酮体。

怎样看懂前列腺化验单

前列腺液化验单的正常结果：

外观：乳白色稀薄液体。

卵磷脂小体：极多，几乎满视野。

上皮细胞：少见。

红细胞：在显微镜高倍视野下，少于6个（HP）。

白细胞：少于10个（HP）。

精子：少见。

pH:6.3～6.5。

看懂化验单里的数字

心率：正常人平均心率为每分钟60～100次。成人安静时心率超过100次／分钟，为心动过速；低于60次／分钟，为心动过缓。心率可因年龄、性别及其他因素而变化。

尿量：正常值为1000～2000毫升／24小时。如果24小时尿量大于2500毫升则为多尿。生理性多尿是因为饮水过多所致；病理性多尿见于糖尿病、尿崩症、肾小管疾病等。如果24小时尿量小于400毫升，则为少尿，多因饮水过少、脱水、肾功能不全所致。如果24小时总尿量少于100毫升，则称为无尿，多见于肾功能衰竭、休克等严重疾病。

夜尿量：一般为500毫升。夜尿指晚8时至第二天早晨8时的总尿量，排尿2~3次。如果夜尿量超过白天尿量，且排尿次数增多，称夜尿增多，分为生理性和病理性两种。前者是由于睡前饮水过多所致；后者常为肾脏功能受损的表现，是肾功能减退的早期信号。

尿红细胞数（RBC）：正常值为0~3个／高倍视野。

血小板计数（PLT）：正常值为（100~300）×10^9/L。

血红蛋白（Hb）：成年男性正常值为120~160克／升；成年女性正常值为110~150克／升。如果血红蛋白小于正常值，就说明可能是贫血，应及时到医院诊治。

白细胞计数（WBC）：正常值为（4~10）×10^9个／升。白细胞计数大于$10×10^9$／升为白细胞增多，小于$4×10^9$／升为白细胞减少。一般来说，急性细菌感染或炎症时，白细胞计数可升高；病毒感染时，白细胞计数可降低。

糖尿病排除标准：空腹时血糖含量小于6.1毫摩尔／升，且餐后2小时血糖小于7.8毫摩尔／升。

糖尿病预警信号：空腹时血糖含量大于5.6毫摩尔／升。

弱视：矫正视力小于等于0.8。弱视的疗效与年龄密切相关，一般认为，4~6岁是治疗的最佳时期，12岁以后疗效逐年降低，成年后基本无治愈的可能。

如果你感觉最近尿量明显增多、口渴，应及时去医院检查，看是否有糖尿病、肾病的倾向。

当发现身上经常有"乌青块"时，应及时去血液科门诊就诊，查明原因。

●温馨提示

六种情况宜看中医：

1.慢性疾病；　　　　　　　　　2.大病初愈；

3.妇科疾病；　　　　　　　　　4.儿童疾患；

5.疑难疾病及癌症晚期；　　　　6.是有病难诊。

第三节
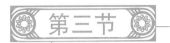
家庭急救常识

家庭急救

　　人们在日常生活中突然发病或遇到意外伤害的可能性始终存在，在医务人员尚未赶到现场的情况下，掌握一定的现场紧急自救和互救知识是十分必要的。

家庭火灾的紧急处置

　　❶火灾发生时人首先要保持镇定，呼唤房内其他人离开（在时间允许下，其他人只带身边可拿的毛巾或布，时间不允许的话可以不要打湿，开门逃生前，先用手背触摸门板，如感到烫手，切勿开门。若不觉烫手，则打开门缝，并用脚抵住门的下方，观察是否可以逃生。切勿带其他行李，因为火势蔓延很快）并及时救火，如果火势仍在蔓延，要立即逃生（家长应及时弄清小孩安全情况）；如果是你的房间着火且可以冲出房间的话，什么都不要拿，立即冲出去，要是有很多人的话要按顺序出去；

　　❷离开着火房间后请关闭该房间房门（延迟烟火蔓延速度）；

　　❸如果住在旅店时应在离开房间（带手电筒和口哨）后按走廊里的火灾警铃，可行的情况下通知附近的住户离开（大声叫），请勿使用电梯，但可使用消防电梯（电梯上有绿色标志，在入住旅店时需注意）；

　　❹使用最近的逃生楼梯逃到户外；此时请观察楼梯是否安全（有无浓烟，温度是否正常）。如果安全可以使用该楼梯，反之立即逃往其他楼梯。如果所有的楼梯都不安全的话（因为楼下有烟的话，烟会

向上延伸而且速度很快，你根本没它快），请回到一间烟很少的房间，当然房子要有窗，如果在家里最好回到有阳台的房间里；

❺如果在家里或房间里的话，在你还没来得及逃出去，房间里又有大量浓烟时，请接近地面爬行到门口逃出，爬行时紧闭双眼，手就是双眼带领你前行，当手感觉到高温时，退后，改向爬，千万不要立即转身，因为你的脚可能会踢到火烧的地方。由于大气压力作用在离地面有大概7公分的空间是没有烟的；

❻这个时候请镇定，不要害怕，请将该房子的门关上，用床单或布将门缝和通风孔或气槽塞住，防止烟进入房间，然后立即将通向户外的窗户或玻璃打开（砸开），关掉空调和其他家电，如果层高不高，想办法从窗户或未封的阳台逃到相邻安全的楼内；

❼若是在高楼被困在火场时，可挥动鲜艳且大块的布匹，向街上的人求救。若迫不得已，必须往下跳时，可以利用广告招牌，作为缓冲点，再跳下来；或利用被单，把被单连接成长绳，再顺着滑到接近地面处。

火灾的紧急处理方法

触摸门把手

开门逃生前，一定要先用手触摸一下门把手，判断屋外的火势是否会挡住通道，如果门把手很烫的话，请不要立即打开大门，那样就等于放火进屋。

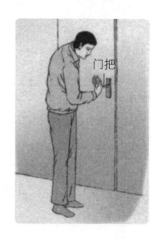

门把

门缝观火势

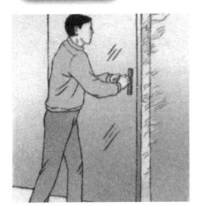

通过门把手可以判断火势的大小，如果门把手不是很烫，可以尝试打开门缝，观察外面的火势情况，切记不要一下就打开大门，如果打开门的话，火和浓烟都会顺势涌进屋内。

关好房门

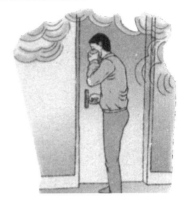

如果火势不是很大，可以通过楼梯逃跑的话，请关闭房内一切电源后，用湿毛巾捂住口鼻，关好房门，迅速撤离。关好房门可以尽可能延缓火势蔓延到屋内。

爬行逃生

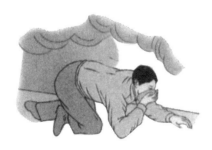

当房间里有大量浓烟时，用湿毛巾捂住口鼻，接近地面爬行到门口逃生。

窗口呼叫或逃生

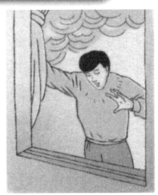

若是在高楼被困在火场时，可挥动鲜艳且大块的布匹，向街上的人求救。若迫不得已，必须往下跳时，可利用被单，把窗帘或被单连接成长绳，再顺着滑到地面。

气体燃料外泄

家庭用的气体燃料,多半是煤气(瓦斯)和石油气(桶装瓦斯),当气体燃料外泄或燃烧不完全时,就会发生一氧化碳中毒的情形,病人会有头痛、倦怠等症状,严重者甚至丧失意识、呼吸停止,以至于死亡。

1.什么是煤气中毒

煤气的毒性来自一氧化碳。人在含有0.1%(体积)一氧化碳的环境中呆1小时左右,就有头痛、恶心、呕吐、四肢无力等中毒现象。当空气中一氧化碳含量达到1%(体积)时,人体吸入2～3分钟便失去知觉,这就是我们日常所说的煤气中毒。

2.一氧化碳中毒有哪些症状

一氧化碳中毒一般分急性中毒和慢性中毒两种。

(1)急性中毒。急性中毒又分别为轻、中、重三种。

1)轻度。表现为头晕、眼花、头痛、耳鸣,并且恶心呕吐、心悸、四肢无力。应脱离现场,呼吸新鲜空气或进行适当治疗,症状可迅速消失。

2)中度。除上述症状外,还表现为多汗、烦躁、步态不稳、皮肤或黏膜苍白、意识朦胧甚至昏迷。如能及时抢救可很快苏醒。

3)重度。除具有一部分或全部中度中毒症状外,病人进入昏迷状态。可持续几小时或几天。往往出现牙关紧闭,全身抽动,大小便失禁和血压上升、心律不齐等。重度中毒经及时抢救,脱离昏迷后,症状逐渐好转。有的重症病人在苏醒之后,经过一段"清醒期"又出现一系列神经系统严重受损的表现。

(2)慢性中毒。长期接触一氧化碳可能有以下症状:

1)神经系统。头痛、头昏、失眠、无力、记忆力减退、注意力不集中、血压不稳定,甚至出现震颤、步态不稳等。

2)心血管系统。出现心肌损害及冠状动脉供血不足,心电图改变，如各种类型的心律不齐、低血压及房室传导阻滞等。

3.处理方式

（1）打开门窗，使空气流通。

（2）关掉煤气总阀，或瓦斯开关。

（3）将病人移到安全的地方，并松开颈部、胸部的衣物。

（4）若病人呼吸停止时，开放病人气道，并施行人工呼吸。

（5）使病人保持暖和，并打电话呼叫救护车。

4.注意事项

（1）气体燃料外泄时，禁止开关任何电器用品，如抽风机、电风扇。

（2）在瓦斯外泄的现场，禁止点火，以免引发爆炸。

（3）事后打电话给煤气公司，请专业人员到家里维修，切勿自行修理。

（4）瓦斯桶切勿装置于浴室内，应安装在通风处，如阳台。

（5）平日即用肥皂泡沫涂抹在瓦斯管线上，检查管线有无破洞。

燃料外泄的紧急处理

关闭煤气总阀

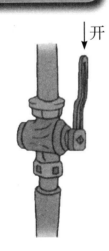

如果是管道煤气，立即关闭煤气总阀。一般情况是与煤气管同向为"开"，相垂直的是"关"。

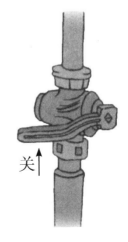

将患者移动到通风的地方

当发现有人中毒昏迷时，请先打开窗户和房门，然后将中毒者缓慢地移动到通风且安全的地方。

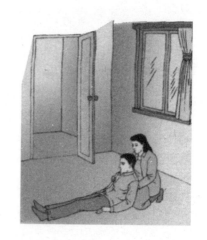

开放气道，实施人工呼吸

只要中毒者尚有一丝气息，就应该对其进行紧急抢救，首先松开衣领，开放患者的气道，一只手放在中毒者的额头上，另一只手放在颈部近发际处，让额头往后仰，然后进行人工呼吸。

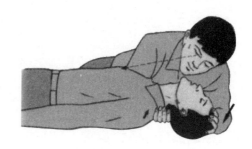

保暖等待救援

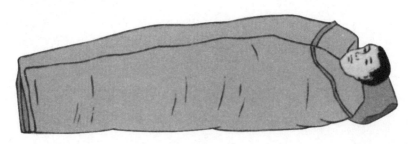

进行完简单急救后仍无反应，请拨打120，给中毒者保暖，等待救护车的到来。

家中有人心脏病发作

心脏是一个强壮的、不知疲倦、努力工作的强力泵。心脏之于身体，如同发动机之于汽车。如果按一个人心脏平均每分钟跳70次、寿命70岁计算的话，一个人的一生中，心脏就要跳动近26亿次。一旦心脏停止跳动而通过抢救不能复跳，那就意味着，一个人的生命终止了。心脏病是人类健康的头号杀手。全世界1／3的人口死亡是因心脏病引起的，而我国，每年有几十万人死于心脏病。心脏病是可怕的杀手，若在五分钟内，没有对病人施行急救，病人就可能成为植物人，甚至死亡。

1.高发人群

年龄大于45岁的男性、大于55岁的女性；吸烟者；高血压病人；糖尿病病人；高胆固醇血症病人；有家族遗传病史者；肥胖者；缺乏运动或工作紧张者。

2.早期症状

（1）呼吸：做了一些轻微活动时，或者处于安静状态时，出现呼吸短促现象，但不伴咳嗽、咳痰。这种情况很可能是左心功能不全的表现。

（2）如果脸色灰白而发紫、表情淡漠，这是心脏病晚期的病危面容。如果脸色呈暗红色，这是风湿性心脏病、二尖瓣狭窄的特征。如果呈苍白色，则有可能是二尖瓣关闭不全的征象。

（3）如果鼻子硬邦邦的，这表明心脏脂肪累积太多。如果鼻子尖发肿，表明心脏脂肪可能也在肿大或心脏病变正在扩大。此外，红鼻子也常预示心脏有病。

3.处理方式

（1）若病人尚有知觉时，让病人靠着枕头坐着。

（2）松开病人衣物。

（3）用毛毯覆盖病人，将硝酸甘油片含于病人舌下。

（4）电召救护车，并告知是心脏病病人。

（5）若病人心脏停止跳动时，要立即实行心脏按压与人工呼吸。

（6）开放病人气道。

（7）做口对口人工呼吸两次。

（8）人工呼吸两次完后，再做心脏按压15次反复地做，其方法如下：

1）找到心脏按压的部位，乳头连线和胸部中央的胸骨交叉的地方。

2）把一只手掌根放在按压的部位，另一只手掌贴在上面。

3）保持手肘伸直的姿势，垂直下压3～5cm，其速率约为1分钟60次。

4）若病人瞳孔缩小，可以摸到颈动脉波动时，就表示有效。

5）病人脉动恢复跳动后，继续做人工呼吸至病人恢复自然呼吸。

心脏病发的紧急处理

轻微心脏病发表现

轻微心脏病发处理

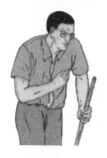

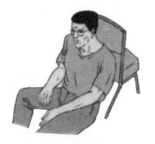

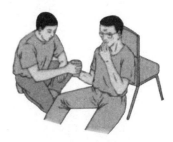

病人会将手置于疼痛的前胸，并出现气短、面色苍白、头晕和出冷汗。

如果意识清醒，先安置病人坐在椅子上或者靠在床头上，松开衣领透透气，并安慰病人。

找到家里的药箱，找到治疗心脏病的药物，如抗心绞痛药片，按照医生的医嘱给病人服用。

心脏按压部位

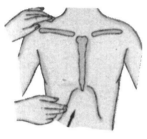

如果病人出现昏迷，必须立刻进行心脏按压，我们应该先找到心脏按压的位置（乳头连线和胸部中央的胸骨交叉处），手指沿着肋骨移动，食指的边缘上面，就是压迫的部位。

心脏按压方法

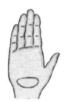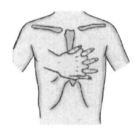

把一只手掌根放在按压的部位，另一只手掌贴在上面。

垂直向下压

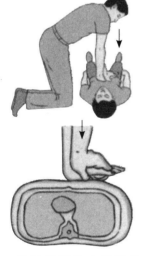

保持手肘伸直的姿势，下压3～5cm，其速率约为1分钟100次。

放松力量

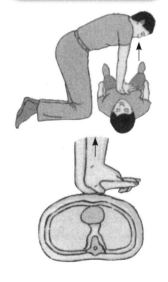

手不要离开胸部，只要将力量放松即可。

家中有人脑溢血发作

脑溢血，又称脑出血，它起病急骤、病情凶险、死亡率非常高，是急性脑血管病中最严重的一种，为目前中老年人致死性疾病之一。

中老年人是脑出血发生的主要人群，以40~70岁为最主要的发病年龄，脑出血的原因主要与脑血管的病变、硬化有关。血管的病变与高血脂、糖尿病、高血压、血管的老化、吸烟等密切相关。通常所说的脑溢血是指自发性原发性脑出血。病人往往由于情绪激动、费劲用力时突然发病，表现为失语、偏瘫，重者意识不清，半数以上病人伴有头痛、呕吐。

脑溢血发病主要原因是长期高血压、动脉硬化。绝大多数病人发病当时血压明显升高，导致血管破裂，引起脑出血。脑溢血，系指非外伤性脑实质内的出血。绝大多数是高血压病伴发的脑小动脉病变在血压骤升时破裂所致，称为高血压性脑出血。

脑溢血较为典型的表现

血压突然升高，致使脑内微血管破裂而引起的出血。在出血灶的部位，血液能直接压迫脑组织，使其周围发生脑水肿。肢体突然麻木、无力或瘫痪，这时病人常会在毫无防备的情况下跌倒，或手中的物品突然掉地；同时，病人还会口角歪斜、流口水、语言含糊不清或失语，有的还有头痛、呕吐、视觉模糊、意识障碍、大小便失禁等现象。病人发生脑溢血后，家属应进行紧急救护。

处理方式

（1）保持镇静并立即将病人平卧。千万不要急着将病人送往医院，以免路途震荡，可将其头偏向一侧，以防痰液、呕吐物吸入气管。

（2）迅速松解病人衣领和腰带，保持室内空气流通，天冷时注意保暖，天热时注意降温。

（3）如果病人昏迷并发出强烈鼾声，表示其舌根已经下坠，可用手帕或纱布包住病人舌头，轻轻向外拉出。

（4）可用冷毛巾覆盖病人头部，因血管在遇冷时收缩，可减少出血量。

（5）病人大小便失禁时，应就地处理，不可随意移动病人身体，以防脑出血加重。

（6）在病人病情稳定送往医院途中，车辆应尽量平稳行驶，以减少颠簸震动；同时将病人头部稍稍抬高，与地面保持20度角，并随时注意病情变化。

（7）预防办法。高血压病人应在医师指导下，控制血压，并避免剧烈运动、饱餐、剧烈活动、用力排便、性交等可能诱发血压升高的因素。如出现剧烈的后侧头痛或项部痛、运动感觉障碍、眩晕或晕厥、鼻出血、视物模糊等可能是脑出血前兆，应及时到医院检查。

突发脑溢血的处理

病人出现呕吐时的处理方法

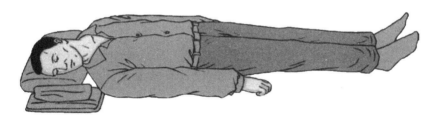

不移动病人头部轻轻让病人平卧，将其头偏向一侧，以防痰液、呕吐物吸入气管。

除去勒紧身体的东西

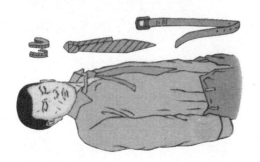

除去勒紧身体的东西，包括领带和皮带，如果有戴假牙的话也要拿出来，防止病人误吞。

病人出现痉挛时处理方法

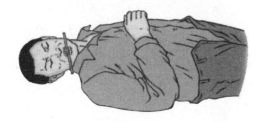

当病人有抽搐和痉挛的病症时，可以用手帕包住筷子或者铅笔让病人咬住，防止病人咬到自己的舌头，堵塞气道。

病人出现呼吸不畅时处理方法

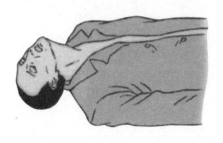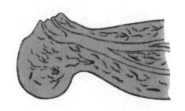

清除病人口内的分泌物，当发现舌头下坠时，要立即用手轻轻拉出舌头，确保气道畅通。

家人企图割腕自杀

当家中有人以割腕的方法自杀时，此时最重要的事情是紧急送医急救。但在送医之前，为防止血液流失造成生命危险，必须迅速做止血急救。

处理方式

（1）用干净的纱布覆盖伤口，用手于患部上方用力按住，并用绷带包扎好伤口。

（2）若大量出血则以止血带止血，绑止血带的位置是由伤口向心脏3公分处，宽度约5公分，绑上止血带后每隔15～20分钟放松15秒，以免肌肉坏死。

（3）记录绑止血带的时间。

（4）抬高出血部位。

包扎伤口

在伤口上放上纱布，用手于患部上方用力按住，并用绷带包扎好伤口。

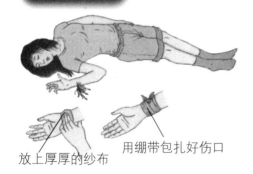

放上厚厚的纱布　用绷带包扎好伤口

卷上止血带

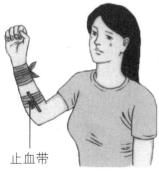

止血带

若大量出血则以止血带止血，绑止血带的位置是由伤口向心脏三公分处，宽度约五公分，绑上止血带后每隔15～20分钟放松15秒，以免肌肉坏死。

抬高出血部位

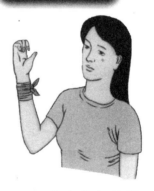

将包扎好的手腕稍稍抬高，这样可以更好地止血。

不小心切断了手指

　　若一个不小心被利刀切断了手指，除了应立刻急救送医外，送医前也应妥善处理被切下的手指，以便送医后接合。只要处理得好，在六小时之内接合的可能性是很大的。

　　处理方式

　　（1）在切断面盖上纱布，用力按压，并缠上绷带。

　　（2）用力按住止血点做压迫止血。

　　（3）将被切断的手指用纱布包住，放入装满冰块及水的容器中冷冻。

　　（4）立刻带着被切断的手指就医。

包扎指头

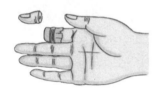

　　不小心切断了手指，不要惊慌，立即用纱布盖在指头上，用力按压止血，并用绷带包扎好。

止血

止血点

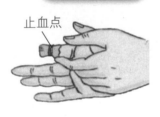

止血点

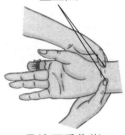

　　有两种止血方法：一是按压受伤指头；二是按压受伤手指所在的手腕。

切断指头的保存

装水的容器

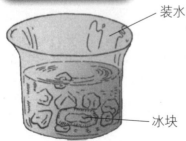

冰块

　　用纱布包好被切下的指头，找一个容器装上冰水和冰块，立刻冷冻。这样送医院就可以重新接上。

儿童楼梯摔下导致手臂骨折

家中小孩在楼梯上玩耍，若不注意安全，一不小心可能从楼梯上摔下，造成手臂骨折。一旦意外发生，请不要惊慌失措。

处理方式

（1）取木板、杂志、厚纸板等物品作为夹板。

（2）用绷带或其他代替物，如毛巾等扎紧，固定骨折处前后两个以上的关节。

（3）在腋间夹入海绵或棉布减轻疼痛。

（4）手臂前与颈部间缠绕布条或绷带支撑。

（5）送医治疗。

判断骨折

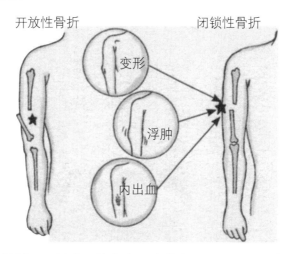

开放性骨折　　闭锁性骨折

变形　　浮肿　　内出血

1.开放性骨折。骨折附近的皮肤和黏膜破裂，骨折处与外界相通，耻骨骨折引起的膀胱或尿道破裂，尾骨骨折引起的直肠破裂，均为开放性骨折。因与外界相通，此类骨折处易受到污染。

2.闭锁性骨折。骨折处皮肤或黏膜完整，不与外界相通。此类骨折没有污染。

固定关节

出血时，覆盖厚厚的一层纱布，用伸缩绷带固定好两处以上的关节在夹板上。

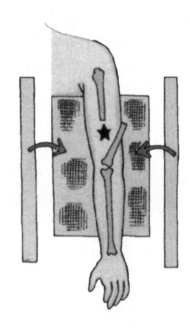

悬挂手臂

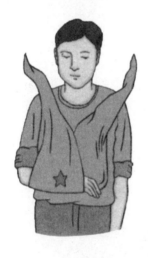 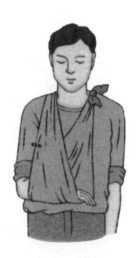 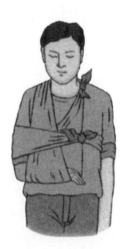

1.用三角巾托住固定好的手臂，将三角巾的两端绕到脖子上打好结。

2.用别针固定好三角巾。

3.将另一个三角巾从背后绕到前面，在胸前处打结固定。

儿童误吞异物时

儿童期活泼好动，凡是伸手可及的东西，总是会拿来往嘴巴里塞，而当喉咙哽塞时，又不知该如何向父母表达，因此父母平常除应注意家中小东西的摆放位置，也须随时注意儿童异常的状况。

处理方式

（1）鼓励儿童用力咳嗽，把异物咳出来。

（2）用两臂抱着儿童腰部，手置于肚脐与胸骨下缘中间位置，用力向后上方做推挤，直至儿童呕吐出异物为止。

（3）若儿童丧失意识时，立即开放气道，并施行口对口人工呼吸。

（4）两腿跨于儿童的两侧，并把手掌放于侧胸部，施压于儿童。

（5）立即请第三者，叫救护车，并重复（3）、（4）两步骤，直至救护车来为止。

用力咳嗽

鼓励儿童用力咳嗽，最好能将异物咳出来。

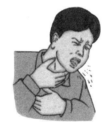
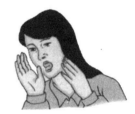

用力拍打

用两臂抱着儿童腰部，手置于肚脐与胸骨下缘中间位置，用力拍打背部，直至儿童呕吐出异物为止。

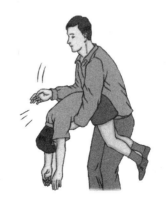

家庭避震秘籍

地震虽然目前是人类无法避免和控制的，但只要掌握一些技巧，也是可以从灾难中将伤害降到最低的。

1. 抓紧时间紧急避险。如果感觉晃动很轻，说明震源比较远，只需躲在坚实的家具旁边就可以。摇晃时立即关火，失火时立即灭火。大地震从开始到振动过程结束，时间不过十几秒到几十秒，因此抓紧时间进行避震最为关键。

2. 选择合适的避震空间。室内较安全的避震空间有：承重墙墙根、墙角；有水管和暖气管道等处。屋内最不利避震的场所是：没有支撑物的床上；吊顶、吊灯下；周围无支撑的地板上：玻璃和大窗户旁。

3. 做好自我保护。首先要镇静，选择好躲避处后应蹲下或坐下，脸朝下，额头枕在两臂上：或抓住桌腿等身边牢固的物体，以免震时摔倒或因身体失控移位而受伤；保护头颈部，低头，用手护住头部或后颈；保护眼睛，低头、闭眼，以防异物伤害；保护口、鼻，有可能时，可用湿毛巾捂住口、鼻，以防灰土、毒气的进入。

4. 将门打开，确保出口。钢筋水泥结构的房屋等，由于地震的晃动会造成门窗错位，打不开门，曾经发生有人被封闭在屋子里的事例。请将门打开，确保出口。

5. 不要慌张地向户外跑。地震发生后，慌慌张张地向外跑，碎玻璃、屋顶上的砖瓦、广告牌等掉下来砸在身上，是很危险的。

6. 在发生地震时，不能使用电梯。万一在搭乘电梯时遇到地震，将操作盘上各楼层的按钮全部按下，一旦停下，迅速离开电梯，确认安全后避难。

震后自救

地震时如被埋压在废墟下，周围又是一片漆黑，只有极小的空间，你一定不要惊慌，要沉着，树立生存的信心，相信会有人来救你，要千方百计保护自己。

地震后，往往还有多次余震发生，处境可能继续恶化。在这种极不利的环境下，首先要保护呼吸畅通，挪开头部、胸部的杂物，闻到煤气、毒气时，用湿衣服等物捂住口、鼻；避开身体上方不结实的倒塌物和其他容易引起掉落的物体；扩大和稳定生存空间，用砖块、木棍等支撑残垣断壁，以防余震发生后，环境进一步恶化。

设法脱离险境。如果找不到脱离险境的通道，尽量保存体力，用石块敲击能发出声响的物体，向外发出呼救信号，不要哭喊和盲目行动，这样会大量消耗精力和体力，尽可能控制自己的情绪或闭目休息，等待救援人员。

遭遇地震的自救要点

关火

摇晃时立即关火，失火时立即灭火。火会引发火灾和爆炸等一系列连锁反应。

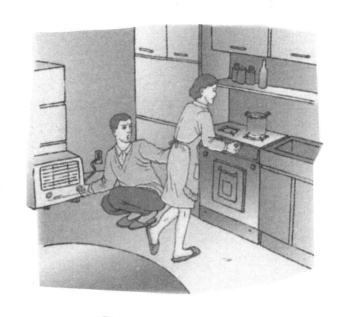

避震

地震发生时，应选择承重墙墙根、墙角，或者坚固的桌子，蹲下或坐下，额头枕在两臂上。用坐垫等物品保护好头部。

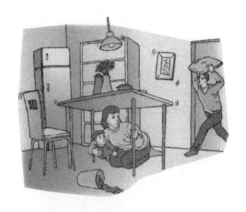

不要慌张向外跑

不要慌张地向户外跑。地震发生后，慌慌张张地向外跑，碎玻璃、屋顶上的砖瓦、广告牌等掉下来砸在身上，是很危险的。

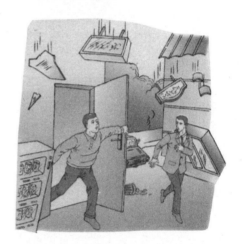

打开房门

将门打开，确保出口。钢筋水泥结构的房屋等，由于地震的晃动会造成门窗错位，打不开门。

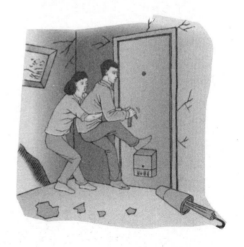

第二章

常见内科疾病的自查自疗

单纯性肥胖症

单纯性肥胖症简称肥胖症或肥胖病，是一种较为多见的疾病，是由于体内脂肪堆积过多而造成的。当除去继发性肥胖和水、钠潴留或肌肉发达等因素，而体重超过标准体重20%以上者，可视为单纯性肥胖。

症状诊断

常伴有多食、便秘、腹胀、嗜睡等症状。

中度以上肥胖者活动后气促、易疲劳、腰腿疼痛、行动困难、怕热多汗、性欲减退、月经减少或闭经、不育。

肥胖后往往出现高血压病、高脂血症、动脉粥样硬化及冠心病、糖尿病、痛风、胆石症等多种并发症。

患者对抗感染、耐受麻醉及手术的能力多有降低。

中医治疗

中医根据症状及脉象分型，然后进行辨证论治。

●脾虚湿阻型：症见肥胖而有水肿，疲乏无力，肢体困重，腹胀食欲减退，尿少便溏，且苔白腻，舌质淡，脉细或细滑。适宜用健脾利湿的方法治疗。

可用中药：防己黄芪汤配合苓桂术甘汤加减。

●胃热湿阻型：症见肥胖而头晕头胀，消谷善饥，口渴善饮，腹胀中满，大便秘结，且苔薄黄或薄白，舌质红，脉弦滑或数。适宜用清热利湿的方法治疗。

可用中药：防风通圣散加减。

●气虚血瘀型：症见肥胖病人心悸气短，胸胁作痛，痛有定处，月经不调，色黑有块，且舌苔薄，舌质暗或有瘀点，脉细弦或涩。适宜用理气活血的方法治疗。

可用中药：桃红四物汤加减。

中医传统疗法

▶ **按摩法**

仰卧，用单掌或叠掌置脐上，按顺、逆时针方向由小到大，由大到小，稍用力各按摩3分钟。

▶ **拔罐法**

背部：夹脊。

腹部：天枢、大横、气海、关元。

下肢部：梁丘、足三里、丰隆、血海、公孙。

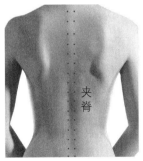
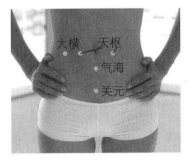
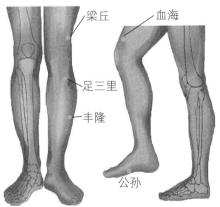

甲状腺功能亢进症

甲状腺功能亢进症简称甲亢，指由多种病因导致甲状腺功能增强，分泌甲状腺激素过多所致的临床综合征。女性多见，男女之比为1：4～1：6，各年龄组均可发病，以20～40岁为多。

其特征有甲状腺肿大、基础代谢率增高和自主神经系统的失常。

症状诊断

本病起病缓慢，少数患者在精神刺激后可急剧起病。

神经系统症状：神经过敏，易激动，舌和双手平伸试验有细震颤，失眠，焦虑，多疑，思想不集中，腱反射亢进。

高代谢率症候群：怕热，多汗，皮肤温暖湿润，常出现低热、心悸、食欲亢进、体重下降、乏力，工作效率低。

心血管系统症状：心排出量增加，心音强，心率加快，静息状态下心率仍快，可出现期前收缩、房颤和心尖区收缩期杂音。

血液系统症状：白细胞总数降低，血小板寿命缩短而出现皮肤紫癜、贫血。

生殖系统症状：女子月经减少、闭经，男子阳痿、偶见乳房发育。

中医治疗

中医根据症状及脉象将本病分型，然后进行辨证论治。

●阴虚火旺型：症见面红，心悸，汗出，急躁易怒，食欲旺盛，消瘦，甲状腺肿大，舌红苔黄，脉弦数。适宜用滋阴泻火、软坚散结的方法治疗。

参考方药：生石膏、生地、山药、生牡蛎、太子参各30克，玄参、香附、山萸肉各10克，麦冬、知母各15克，五味子、甘草、丹皮6克。

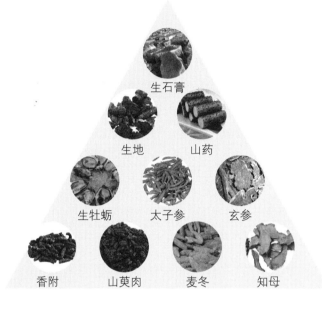

生石膏

生地　　山药

生牡蛎　　太子参　　玄参

香附　　山萸肉　　麦冬　　知母

●气阴两虚型：症见甲状腺肿大，心悸怔忡，怕热多汗，形体消瘦，神疲乏力，腰膝酸软，且舌红苔薄黄，脉细数。适宜用益气养阴、平肝潜阳的方法治疗。

参考方药：黄芪、生地、生牡蛎各30克，党参、麦冬、枸杞、山药、白芍、制首乌各15克，香附、山萸肉、五味子各10克，甘草6克。

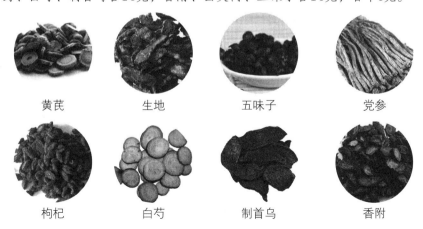

黄芪　　　　生地　　　　五味子　　　　党参

枸杞　　　　白芍　　　　制首乌　　　　香附

●**肝郁脾虚型**：症见精神抑郁，胸闷胁痛，吞咽不利，神疲乏力，大便溏稀，双目凸出，甲状腺肿大，月经不调，且舌淡苔薄白，脉弦细。适宜用疏肝健脾、豁痰消瘿的方法治疗。

参考方药：当归、白术、茯苓、党参、山药各15克，香附、柴胡、制半夏、黄芩各10克，陈皮、白芥子、甘草各6克，丹参30克。

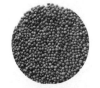

白芥子　　　　茯苓　　　　柴胡　　　　制半夏

中医传统疗法

▶▶ **拔罐法**

背部：夹脊。

下肢部：足三里。

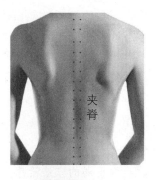

夹脊

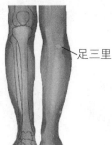

足三里

糖尿病

糖尿病是指胰岛素分泌绝对或相对不足，引起糖、蛋白、脂肪代谢异常，并继发水、电解质紊乱的一组内分泌代谢疾病。患病率随年龄而增高。1型糖尿病的发病与遗传易感性、病毒感染、自身免疫等有关；2型则有更强的遗传易感性和环境因素影响。

症状诊断

糖尿病是一种代谢综合征，其典型症状是多饮、多食、多尿、消瘦，不少患者首先表现为并发症的症状，如屡患疮疖痈肿、尿路感染、胆囊炎、结核病、糖尿病性视网膜病变、白内障、动脉硬化、冠心病、脑血管病变、肾脏损害、周围神经病变、酮症酸中毒或高渗昏迷等。

临床分为两型，胰岛素依赖型（1型）、非胰岛素依赖型（2型）。

中医治疗

中医根据症状及脉象分型，然后进行辨证论治。

●上消：症见烦渴多饮，口干舌燥，尿多尿频，且舌红，苔薄黄，脉洪数。适宜用清热润肺、生津止渴的方法治疗。

参考方药：党参、沙参、麦冬各15克，天花粉、生石膏各30克，知母、粳米各10克，甘草6克。

天花粉　　　　知母　　　　粳米　　　　生石膏

●中消：症见多食易饥，形体消瘦，大便干燥，且苔黄，脉滑实有力。适宜用清胃泻火、养阴增液的方法治疗。

参考方药：生地、麦冬各12克，生石膏30克，知母、牛膝、生大黄、芒硝各10克，甘草6克。

牛膝　　　　　　大黄　　　　　　芒硝　　　　　　生石膏

●下消：症见尿频量多，混浊如膏脂，口干舌燥，且舌红，脉沉细数，兼阳虚者则畏寒肢冷，腰膝酸软，且舌淡苔白，脉沉细无力。适宜用滋阴固肾的方法，阳虚者兼温肾固阳的方法治疗。

参考方药：生地、山药各12克，山萸肉、云苓、泽泻、丹皮、黄柏、知母、益智仁各10克，五味子15克。

阳虚者加肉桂10克、附子5克、牡蛎10克、熟地20克。

 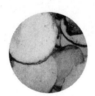

云苓　　　　　　泽泻　　　　　　丹皮　　　　　　肉桂

●变证：瘀血阻络，症见面暗唇青，心悸身肿，四肢麻木，且舌暗有瘀斑。适宜用行气化瘀通络的方法治疗。

参考方药：桃仁10克、红花10克、归尾15克、熟地30克、赤芍12克、川芎10克、鸡血藤15克、丹参20克、仙灵脾15克、黄芪20克。

桃仁　　　　　　红花　　　　　　仙灵脾　　　　　鸡血藤

中医传统疗法

▶ 拔罐法

背部：大椎、肺俞、肝俞、脾俞、肾俞、命门。

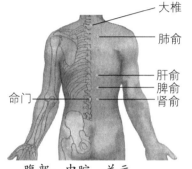

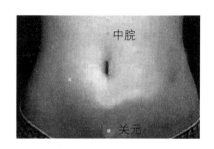

腹部：中脘、关元。

上肢部：太渊、鱼际、曲池、合谷。

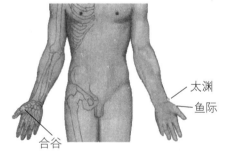

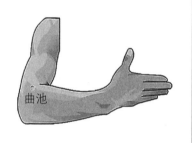

下肢部：足三里、三阴交、内庭、太溪、太冲。

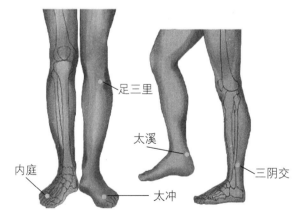

低血糖症

低血糖症是较为多见的病症。所谓低血糖症是血液中的葡萄糖（简称血糖）浓度低于正常值的一种临床表现。本病病因主要因血糖来源不足，组织消耗能量增多，血糖去路增加，调整糖代谢的因素紊乱等。

症状诊断

多呈发作性，持续时间不定。呈应激状态，交感神经和肾上腺髓质兴奋、心悸、软弱、饥饿、皮肤苍白、出冷汗、肌肉抽搐和强直，手足抖动，精神不集中，思维和语言迟钝，不安，头晕，视物不清，步态不稳，有时出现躁动，易怒、幻觉、行为怪异。

血糖进一步减低时，患者神志不清，肌肉颤抖，最后出现昏迷。瞳孔对光反应消失，出现癫痫样抽搐、瘫痪，并有病理反射阳性。

中医治疗

中医根据症状及脉象将本病分型，然后进行辨证论治。

●**肝郁脾虚型**：症见心情抑郁，顾虑多端，急躁易怒，乏力自汗，头晕头痛，面色苍白，四肢震颤，心悸失眠，善饥多食，且舌淡、苔薄白，脉弦。适宜用疏肝益气健脾的方法治疗。

可用中成药：逍遥丸加减。

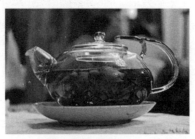

● **心脾两虚型**：症见乏力自汗，或食后脘腹灼热，饱胀嗳气，恶心呕吐，头晕，面色苍白，心慌心悸，四肢震颤，腹胀肠鸣，且舌淡，舌边有齿痕，苔薄白，脉弱或细弱而数。适宜用益气健脾的方法治疗。

可用中药：归脾汤加减。

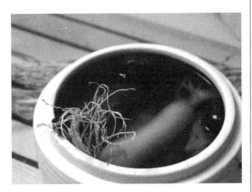

● **湿热闭窍型**：症见暴饮后，多汗，嗜睡，神昏，木僵，且苔黄腻，脉滑。适宜用清热化痰开窍的方法治疗。

可用中药：菖蒲郁金汤配合玉枢丹加减。

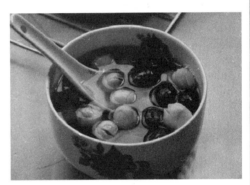

● **暴脱亡阳型**：症见大汗淋漓，面色苍白，手足冰冷，精神疲惫或神志不清，呼吸浅弱，脉微欲绝。适宜用回阳益气救脱的方法治疗。

可用中药：参附汤加减。

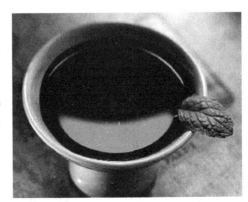

上消化道出血

上消化道出血十分常见，是食管、胃、十二指肠和胰、胆等病变引起的出血。

引起上消化道出血的常见原因为消化性溃疡、急慢性胃炎、肝硬化合并食管或胃底静脉曲张破裂、胃癌、应激性溃疡等。上消化道大量出血一般指在数小时内的失血量超过1000毫升或循环血容量的20％。

症状诊断

有呕血或呕血和黑便，在出血量较大或肠蠕动亢进时排出暗红色便。

表现因出血量而有不同。

轻度：出血量＜500毫升，仅有头晕、不适、血压脉搏多正常，血红蛋白＜100克／升。

中度：出血量500～1000毫升，有头晕、冷汗，脉搏稍快，血压稍有下降，血红蛋白＜80克／升。

重度：出血量＞1000毫升，晕厥、冷汗，脉搏增快，甚至休克，血红蛋白＜60克／升。

中医治疗

中医根据症状及脉象将本病分型，然后进行辨证论治。

●脾不摄血：症见病程日久，时发时止，吐血暗淡，黑便稀溏，腹胀食欲不佳，面色萎黄，头晕心悸，神疲乏力，口淡或口泛清涎，或胃寒肢冷，且舌淡苔薄白，脉细弱。适宜用健脾益气、摄血扶中的方法治疗。

可用中成药：人参归脾丸、荷叶丸。

参考方药：党参10克、黄芪12克、白术10克、茯苓10克、当归10克、炒地榆12克、炒蒲黄10克、血余炭10克、三七6克、干荷叶10克、炙甘草6克。

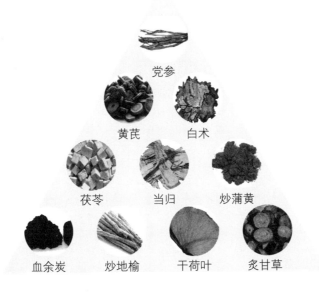

党参

黄芪　白术

茯苓　当归　炒蒲黄

血余炭　炒地榆　干荷叶　炙甘草

●**肝火犯胃型**：症见吐血鲜红或紫暗，口苦目赤，胸胁胀痛，心烦易怒，失眠多梦，或见赤筋红缕、栀积痞块，且舌边红苔黄，脉弦数。适宜用清肝泻火、凉血止血的方法治疗。

参考方药：龙胆草10克、山栀子10克、夏枯草8克、牡丹皮10克、黄芩10克、生地黄15克、生白芍10克、茜草10克、炒地榆10克、紫珠草10克。

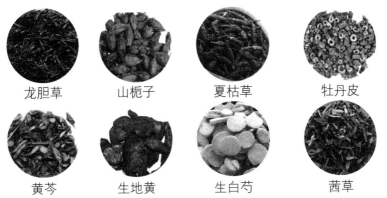

龙胆草　　山栀子　　夏枯草　　牡丹皮

黄芩　　生地黄　　生白芍　　茜草

急性胃炎

急性胃炎是由各种不同因素引起的胃黏膜甚至胃壁的急性炎症。多为胃黏膜出现糜烂和出血，通常伴有肠炎，故后者又称胃肠炎。

本病的主要病因有细菌和毒素的感染、理化因素的刺激、机体应激反应及全身疾病的影响等。

临床一般以急性单纯性胃炎为多见。

症状诊断

因其病因不同，表现也各异，一般常见症状以恶心、呕吐和腹痛为主，此外尚可见便血。

中医治疗

中医根据症状及脉象将本病分型，然后进行辨证论治。

●**瘀血阻络型**：症见胃脘疼痛频作，持续不减，或痛如针刺，痛有定处，呕血黑便，且舌质紫暗或有瘀斑，脉弦涩。适宜用活血化瘀、理气止痛的方法治疗。

可用中成药：云南白药。

参考方药：炒五灵脂9克、当归9克、川芎6克、桃仁9克、红花9克、枳壳6克、丹皮6克、赤芍6克、乌药6克、玄胡6克、三七粉6克、炒蒲黄10克。

五灵脂

川芎

炒蒲黄

三七粉

●**外邪犯胃型**：症见发热恶寒，胸脘闷满，甚则疼痛，恶心呕吐，或大便泻泄，且苔白腻，脉濡缓。适宜用疏邪解表、化浊和中的方法治疗。

可用中成药：藿香正气胶囊。

参考方药：藿香15克，紫苏10克，白芷6克，大腹皮5克，桔梗、茯苓、橘皮、白术、厚朴、半夏曲各10克，大枣2枚。

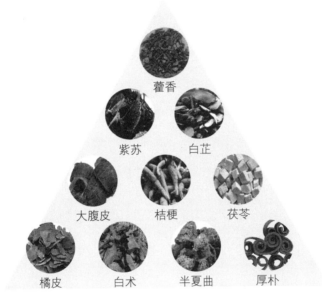

●**饮食停滞型**：症见脘腹胀满拒按，嗳腐吞酸，得食愈甚，吐后症减，泻下臭秽，且舌苔厚腻，脉滑实。适宜用消食导滞的方法治疗。

可用中成药：加味保和丸。

参考方药：山楂15克、神曲10克、半夏10克、茯苓12克、陈皮12克、连翘10克、炒莱菔子10克。

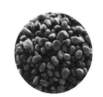

山楂　　　　　神曲　　　　　半夏　　　　　莱菔子

中医传统疗法

▶ 按摩法

揉摩肚腹，用掌心顺时针揉摩腹部，在肚脐周围可多揉摩几下。

点穴：点按中脘、天枢、气海、内关、公孙、足三里。

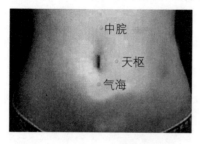

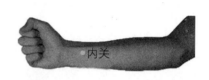

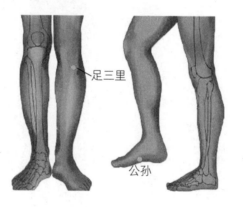

摩期门：拇指沿肋向两侧摩期门。

振腹助运：将两手搓热，重叠置于肚脐上，连续快速颤动，可助消化。

揉按肝、胆、脾、胃、三焦、大肠俞及相应椎体的夹脊穴。

● 温馨提示

精神放松，适当进行一些户外运动。多晒太阳，注意休息。生活要有规律，饮食有节制，避免暴饮暴食，忌烟、酒、茶，严禁吃油腻、粗糙及刺激性食物。

患病后及时诊断，及时治疗，调治结合，颐养康复。

急性肠炎

引起急性肠炎多由于细菌及病毒等感染所致。主要表现为上消化道症状及程度不等的腹泻和腹部不适，随后出现电解质和液体的丢失。夏秋季节多是急性肠炎发作时期，应多加注意。

症状诊断

急性肠炎的症状为恶心、呕吐、腹痛、腹泻、发热等，严重者可致脱水、电解质紊乱、休克等。

中医治疗

中医根据症状及脉象将本病分型，然后进行辨证论治。

●食滞胃肠型：症见恶心厌食，得食愈甚，腹痛，泻下秽臭，气迫不爽，泻后痛减，且苔厚腻，脉滑实。适宜用消食化滞、和胃降逆的方法治疗。

可用中成药：保和丸、香连化滞丸。

参考方药：焦山楂10克、神曲10克、制半夏10克、茯苓12克、陈皮10克、莱菔子10克、大腹皮10克。

焦山楂

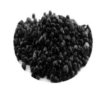
莱菔子

大腹皮

神曲

●寒湿阻滞型：症见呕吐清水，恶心，腹泻如水，腹痛肠鸣并伴有畏寒发热，颈项或全身关节酸痛，且苔薄白或白腻，脉濡。适宜用散寒除湿、和中止泻的方法治疗。

可用中成药：藿香正气水。

参考方药：藿香10克、大腹皮10克、白芷10克、紫苏10克、茯苓12克、清半夏10克、白术10克、陈皮10克、厚朴10克、生姜5克、甘草6克。

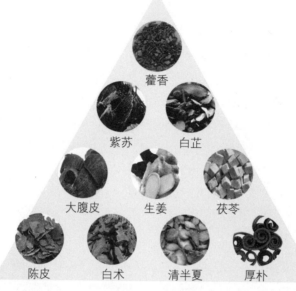

藿香

紫苏　　　白芷

大腹皮　　生姜　　茯苓

陈皮　　白术　　清半夏　　厚朴

●肠胃湿热型：症见病起急骤，恶心频发，呕吐吞酸，腹痛阵作，泻下急迫，便行不爽，粪色黄褐而臭，口渴欲饮，心烦，尿短赤少，且舌苔黄腻，脉濡数或滑数。适宜用清热化湿、理气止泻的方法治疗。

参考方药：葛根10克、黄芩10克、黄连6克、木香10克、茯苓12克、车前子10克、白扁豆10克、薏苡仁15克、荷叶10克、生甘草6克。

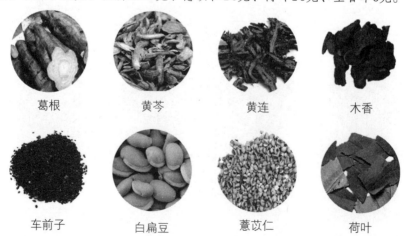

葛根　　　黄芩　　　黄连　　　木香

车前子　　白扁豆　　薏苡仁　　荷叶

中医传统疗法

▶ **按摩法**

常用穴位：中脘、脾俞、胃俞、期门、阳陵泉、章门、建里、膈俞、合谷等穴。

▶ **拔罐法**

肩背部：肩井、脾俞、胃俞。

胸腹部：膻中、中脘、章门、天枢。

上肢部：内关、手三里、合谷。

下肢部：足三里。

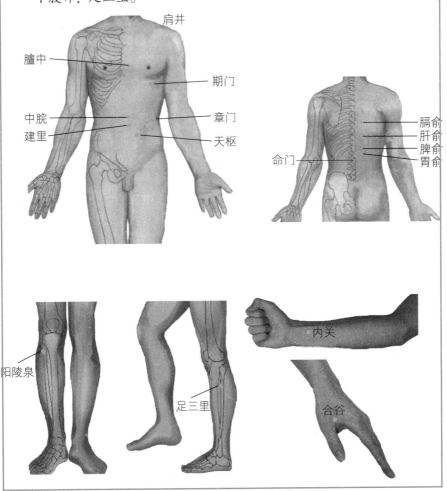

肝硬化

肝硬化是由病毒性肝炎等疾病引起的肝实质损害，最终导致有门脉高压的慢性肝脏病变。

肝硬化的主要病因是慢性肝炎及长期酗酒。另外，炎症、毒性损害、肝血流改变、肝脏感染（病毒、细菌、螺旋体、寄生虫），先天性代谢异常的物质累积疾病，化学物质和药物如酒精、异烟肼、甲基多巴、胺碘酮，长期胆汁阻塞和营养不良，也是本病发病原因。

症状诊断

一般肝硬化病人常有肝区不适、疼痛、全身虚弱、厌食、倦怠和体重减轻，有的也会多年没有症状。

若胆汁回流受阻可出现黄疸、皮肤瘙痒、黄斑瘤。营养不良常继发于厌食、脂肪吸收不良和脂溶性维生素缺乏。

常见症状是门静脉高压，食管胃底静脉曲张导致消化道出血，亦有表现为肝细胞衰竭、腹水或门体分流性脑病。

中医治疗

中医根据症状及脉象将本病分型，然后进行辨证论治。

●湿热困脾型：症见胁痛，肢体困呆，乏力食欲差，黏腻口苦，且苔黄腻，脉滑数。适宜用清化湿热、渗湿解毒的方法治疗。

参考方药：苍白术10克、厚朴6克、陈皮10克、甘草6克、猪苓15克、泽泻15克、茯苓10克、龙胆草10克、鸡骨草10克。

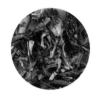
龙胆草

猪苓

泽泻

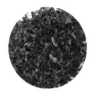
鸡骨草

●肝郁脾虚型：症见胁痛走窜，胁下痞块，胸脘痞闷，体倦乏力，食欲差，面色苍白，便溏，且舌淡苔薄，脉弦缓。适宜用舒肝健脾、益气和中的方法治疗。

参考方药：柴胡10克、当归10克、白芍10克、白术10克、茯苓10克、甘草6克、牡蛎15克（先煎）、丹参10克、人参3克。

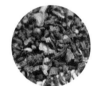
柴胡

当归

牡蛎

人参

●脾肾阳虚型：症见腹部胀满，脘闷食欲差，神疲怯寒，尿少肢肿，腰膝酸软，且舌淡体有齿痕，脉沉细。适宜用温补脾肾、化气行水的方法治疗。

参考方药：附子6克、桂枝10克、党参12克、白术10克、干姜10克、甘草6克、茯苓15克、猪苓10克、泽泻10克、补骨脂10克、冬虫夏草6克。

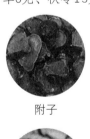
附子

桂枝

党参

干姜

甘草

猪苓

补骨脂

冬虫夏草

急性上呼吸道感染

急性上呼吸道感染简称上感，常指鼻、咽、扁桃体、喉部黏膜的急性炎症。本病90%以上由病毒所致，病毒感染后继发细菌感染。依病变主要部位的不同又可称为急性鼻咽炎、急性咽炎、急性扁桃体炎等。

症状诊断

冬春多见。起病急，不规则发热、鼻塞、流涕、喷嚏、头痛、咽痛、怕冷、咳嗽为主要症状，可伴有扁桃体及颌下淋巴结肿大或合并有呕吐、腹泻等消化道症状。严重者高热，可发生惊厥，婴幼儿全身症状重，而年长儿局部症状重。

急性上呼吸道感染症状不论轻重，如不及时治疗，一般均可引起全身并发症，如鼻窦炎、急性眼结膜炎、口腔炎、喉炎、中耳炎、颈淋巴结炎、咽后壁脓肿、扁桃体周围脓肿、上颌骨髓炎、支气围脓肿、上颌骨髓炎、支气管炎和肺炎等。假若感染通过血液循环播散于全身各处，细菌感染并发败血症时，可引起多种化脓性病灶，如皮下脓肿、腹膜炎、关节炎、脑膜炎、泌尿道感染等。

中医治疗

中医根据症状及脉象将本病分型，然后进行辨证论治。根据临床表现，本病主要可分为风寒感冒和风热感冒两型。

●风寒感冒：症见发热，恶风怕冷，鼻塞流涕，咳嗽，且舌淡红，苔薄白。适宜用疏风散寒、宣肺止咳、辛温解表的方法治疗。

可用中成药：小儿感冒冲剂、维C银翘片、儿童清肺丸、儿童清肺口服液、解肌宁嗽丸等。

●**风热感冒**：症见发热，恶风，有汗，头痛，鼻塞，流涕，咳嗽，痰稠色白或黄，且舌尖红、苔薄白或薄黄，脉浮数。适宜用解表祛风、清热解毒、辛凉解表的方法治疗。

可用中成药：小儿清咽冲剂、板蓝根冲剂、双黄连口服液、清热解毒口服液、透表回春丸、小儿金丹片、小儿久嗽丸、妙灵丹等。亦可用小儿解热栓放入肛门内。

参考方药：金银花、连翘、淡豆豉、牛蒡子、桔梗、前胡、淡竹叶各10克，荆芥、薄荷（后下）各6克，鲜芦根15克。

小儿为纯阳之体，感受外邪（或感寒或受风热）都可见到高热，甚至高热惊厥、四肢抽搐，烦躁谵妄，痰盛咳嗽气喘，口渴面赤等症状。此时治宜清热解表，化痰开窍，息风定惊。

可服用至圣保元丹、小儿回春丸、小儿清热散、牛黄镇惊丸等。

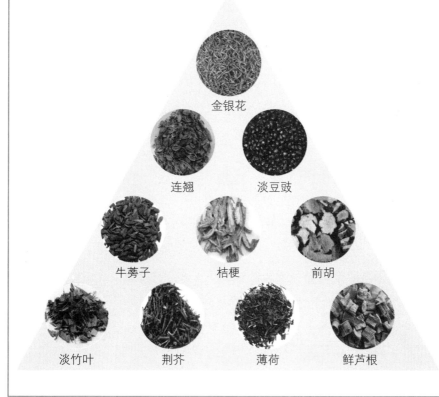

金银花

连翘　　　　　淡豆豉

牛蒡子　　　桔梗　　　前胡

淡竹叶　　　荆芥　　　薄荷　　　鲜芦根

中医传统疗法

▶ 刮痧法

　　足部反射区有六个基本反射区；重点刮肺、支气管、甲状旁腺、淋巴（上身）、淋巴（腹部）、淋巴（胸部）、上腭。

　　背部：大椎、肺俞、风门、肾俞。

　　下肢：足三里、丰隆。

　　腹部：膻中、天突、中府、神阙。

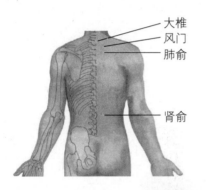
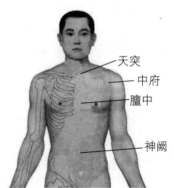

大椎
风门
肺俞
肾俞

天突
中府
膻中
神阙

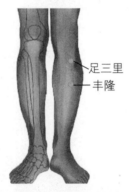

足三里
丰隆

● 温馨提示

　　增强抵抗力是预防本病的关键。加强室外活动，多晒太阳，增强体质，提高抗病能力。平时注意气候变化，及时增减衣服，注意清洁卫生，冬春季节少去公共场所。

　　饮食宜清淡，避免肥甘厚味。无论对于预防还是病后调理，都非常重要。

急性气管炎—支气管炎

气管、支气管黏膜的急性炎症称为急性气管，支气管炎。其病因有多方面：

感染：造成急性气管、支气管炎是在机体气管—支气管防御功能下降时，由病毒或细菌直接感染气管—支气管引起，也可因急性上呼吸道感染的病毒、细菌蔓延播散而来。一般在病毒感染的基础上继发细菌感染，常见致病细菌有流感嗜血杆菌、肺炎球菌、链球菌、葡萄球菌等。

过敏反应：吸入的花粉、有机物粉尘、真菌孢子等，肺内移行的钩虫和蛔虫的幼虫或细菌蛋白质均可作为过敏原，导致气管—支气管的过敏性炎症。

物理和化学反应：吸入粉尘、刺激性气体、过冷空气或二氧化硫，二氧化氮，氨气、氯气等烟雾，可刺激气管—支气管黏膜而发病。

症状诊断

初起有不同程度的上呼吸道感染症状如鼻塞、喷嚏、咽痛咽痒、声音嘶哑、头痛、周身不适或肌肉疼痛、轻度畏寒、发热等。主要表现为咳嗽和咳痰。开始时咳嗽不明显或轻度刺激性咳嗽，无痰或少痰，1~2天后咳嗽加重，痰量增多，由黏液转为黏液脓性痰，偶见痰中带血，可伴有气促、胸骨后发紧的感觉。较重者呈阵发性咳嗽或终日咳嗽。

伴发支气管痉挛时可有气急症状和哮鸣音。

本病一般呈自限性，体温可在1周内恢复正常，但咳嗽有时延长数周方愈。若迁移不愈，可逐渐转为慢性支气管炎。

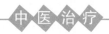

中医根据症状及脉象将本病分型，然后进行辨证论治。

●**风燥伤肺型**：症见干咳少痰，连声作呛，喉痒咽痛，唇鼻干燥，口干，或伴鼻塞，头痛，恶寒发热，且苔薄白或薄黄，脉浮数。适宜用疏风清肺、润燥止咳的方法治疗。

参考方药：桑叶10克、豆豉10克、杏仁10克、浙贝母10克、沙参15克、山栀子10克、玉竹15克、百部10克、黄芩10克、天花粉15克、芦根30克。

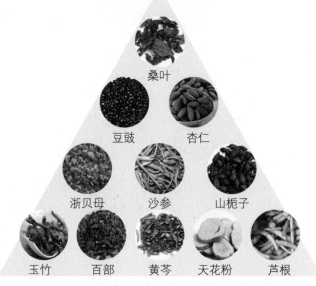

桑叶

豆豉　杏仁

浙贝母　沙参　山栀子

玉竹　百部　黄芩　天花粉　芦根

●**肺热阴伤型**：症见干咳，痰少黏稠或痰中带血，声音嘶哑，口干咽燥，或午后潮热颧红，手足心热，夜寐盗汗，且舌红少苔，脉细数。适宜用养阴清热、润肺止咳的方法治疗。

参考方药：沙参15克、麦冬15克、玉竹15克、天花粉15克、百合15克、桑叶10克、杏仁10克、桑白皮10克、芦根30克、川贝粉6克（冲服）。

川贝粉

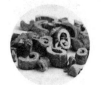

桑白皮

百合

麦冬

●风寒袭肺型：症见咳嗽声重，咳痰稀薄色白，常伴鼻塞，流清涕，头痛，肢体酸楚，恶寒，发热，无汗，且舌苔薄白，脉浮或浮紧。适宜用疏风散寒、宣肺止咳的方法治疗。

参考方药：麻黄6克、杏仁10克、生甘草6克、前胡10克、桔梗10克、荆芥10克、紫菀10克、百部10克、牛蒡子10克、大青叶30克、黄芩10克。

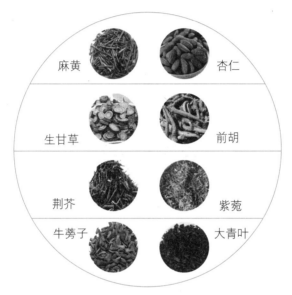

●痰热蕴肺型：症见咳嗽气短声粗，痰多色黄质黏，面赤身热，口干欲饮，且舌质红、舌苔黄腻，脉滑数。适宜用清肺化痰、肃肺止咳的方法治疗。

参考方药：黄芩10克、桑白皮10克、知母10克、全瓜蒌30克、浙贝母10克、杏仁30克、橘红10克、芦根30克、鱼腥草30克、胆南星10克、枳实10克、生甘草6克。

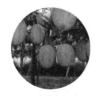
全瓜蒌

鱼腥草

胆南星

枳实

慢性支气管炎

气管、支气管黏膜及其周围组织的慢性非特异性炎症称为慢性支气管炎。本病是一种常见多发病，老年人多见，吸烟、寒冷以及环境污染较重地区发病率高。本病属中医"咳嗽""喘证"范畴。

症状诊断

反复发作的咳嗽、咳痰或伴有喘息为主要表现，一般晨间咳嗽较重，白天较轻，晚间睡前有阵咳或排痰。起床后或体位变动时引起排痰，常以清晨较多，一般为白色泡沫状黏液或浆液，偶可带血。

中医治疗

中医根据症状及脉象将本病分型，然后进行辨证论治。

●风寒袭肺型：症见咳嗽声重，或有气急喘息，咳痰稀薄色白，兼有头痛，恶寒，发热，无汗，且舌苔薄白，脉浮紧。适宜用宣肺散寒、止咳平喘的方法治疗。

参考方药：咳嗽、咳痰为主者，麻黄6克、杏仁10克、生甘草6克、前胡10克、枳壳10克、桔梗10克、牛蒡子10克、毛柴胡10克、橘红10克。

有喘息者，炙麻黄10克、杏仁10克、桂枝6克、苏子10克、半夏10克、细辛3克、干姜6克、五味子5克、射干10克、橘红10克。

可用中成药：通宣理肺口服液。

●风热犯肺型：症见咳嗽声粗，气粗或咳声嘎哑，痰黏色黄，咽痛，或有恶寒发热，头痛四肢酸楚，且舌苔薄黄，脉浮数或滑。适宜用疏风清热、宣肺化痰的方法治疗。

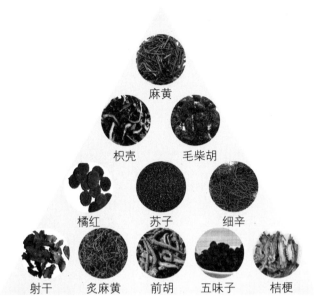

参考方药：桑叶10克、菊花10克、连翘15克、杏仁10克、桔梗10克、生甘草6克、薄荷6克、金银花30克、黄芩10克、浙贝母10克、紫菀10克。

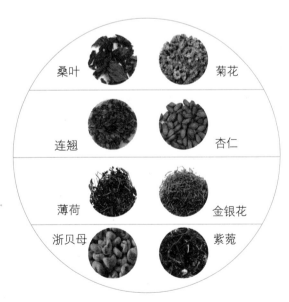

可用中成药：羚羊清肺丸。

●**痰热蕴肺型**：症见咳嗽喘息，气急粗促，痰黏色黄，胸胁胀满，烦热口渴，便秘尿赤，身热有汗，且舌质红苔黄腻，脉滑数。适宜用清肺化痰、止咳平喘的方法治疗。

参考方药：桑白皮10克、黄芩10克、杏仁10克、生山栀10克、全瓜蒌30克、生石膏30克（先煎）、浙贝母10克、苏子10克、半夏10克、葶苈子10克、胆南星10克、橘红10克。

桑白皮

生山栀

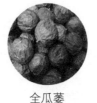
全瓜蒌

葶苈子

可用中成药：气管炎咳嗽痰喘丸。

中医传统疗法

针灸疗法：在夏季三伏季节，用梅花针叩肺俞、膏肓、百劳等穴。

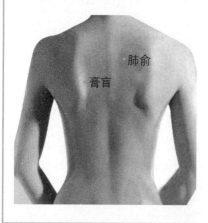
肺俞
膏肓

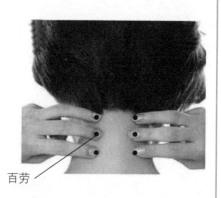
百劳

●**温馨提示**

食物要清淡易消化，宜吃新鲜蔬菜，如大白菜、菠菜、油菜、白萝卜、胡萝卜、番茄等，为补充各种维生素、无机盐的消耗，应多吃柑橘、梨、枇杷、百合、莲子、白果等具有止咳化痰作用的果品。忌吃韭菜等辛辣食物。戒烟、戒酒。

支气管哮喘

简称哮喘，是一种发作性、可逆性、广泛性支气管炎和阻塞性疾病，是由多种细胞特别是肥大细胞，嗜酸性粒细胞和T淋巴细胞参与慢性气管炎症。

本病可发生在任何年龄，但以12岁以前开始发病者居多，以秋冬季节发病最多，春季次之，夏季最少，是严重威胁公众健康的一种慢性疾病。

症状诊断

哮喘的主要症状是反复发作的咳嗽、喘息、胸部憋闷，常为伴有哮鸣音的呼气性呼吸困难，可自发或经治疗后缓解。哮喘发作时，表现为胸廓饱满、叩诊过清音和听诊可闻及肺内广泛哮鸣音等。

中医治疗

中医根据症状及脉象将本病分型，然后进行辨证论治。

发作期治疗。

●寒哮型：症见呼吸急促，喉中痰鸣，胸满如窒，咳嗽，痰少稀薄或咯吐不爽，面色青灰或苍白，形寒怕冷，且舌苔白滑，脉弦紧或浮紧。适宜用温肺散寒、化痰平喘的方法治疗。

可用中成药：咳喘胶囊、小青龙冲剂、鸡鸣定喘丸、寒喘丸、麻黄止嗽丸、消喘膏、顺气止咳丸、橘红痰咳冲剂等。

参考方药：炙麻黄10克、射干10克、细辛3克、干姜5克、五味子5克、半夏10克、苏子10克、杏仁10克、款冬花10克、紫菀10克、葶苈子10克、地龙10克。

●**脾虚型**：症见纳少脘痞，倦怠乏力，气短懒言，便溏腹泻，且舌质淡，苔薄白腻，脉细弱无力。适宜用健脾化痰的方法治疗。

可用中成药：人参健脾丸。

参考方药：党参15克、白术10克、茯苓15克、陈皮10克、半夏10克、炙甘草6克、山药15克、生黄芪30克、砂仁5克（后下）、紫菀10克、川贝粉6克（冲服）。

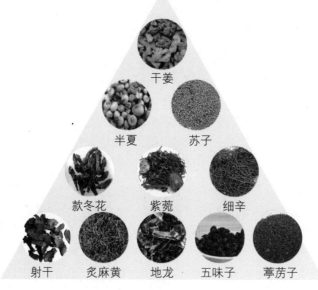

干姜

半夏　　　苏子

款冬花　　紫菀　　　细辛

射干　　炙麻黄　　地龙　　五味子　　葶苈子

●**肾虚型**：症见气短息促，动则为甚，吸气不利，心慌，腰酸膝软，或畏寒肢冷，面色苍白，或颧红烦热，且舌淡红少苔，脉沉细或沉细数。适宜用补肾纳气、阴阳并补的方法治疗。

可用中成药：百令胶囊、麦味地黄丸。

参考方药：五味子10克、麦冬15克、熟地15克、山萸肉24克、山药15克、丹皮10克、茯苓15克、泽泻10克、仙灵脾10克、胡桃肉15克、紫河车10克、生黄芪30克、黄精15克。

仙灵脾

紫河车

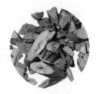

生黄芪

胡桃肉

▶ 刮痧法

足部反射区有6个基本反射区；重点刮肺、支气管、甲状腺、甲状旁腺、大肠反射区以及淋巴（上身胸部）、横膈膜反射区。

胸部：天突、膻中、中府。

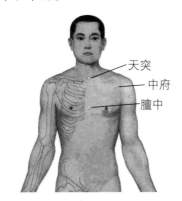

背部：定经、肺俞、肾俞、灸哮、命门。

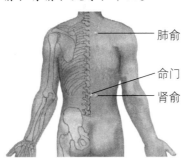

下肢：足三里、丰隆、三阴交。

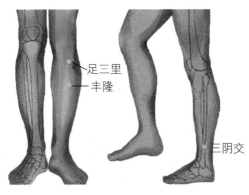

病毒性肺炎

病毒性肺炎往往是由于上呼吸道病毒感染向下蔓延所致的肺部炎症。常见的病毒有流感病毒、副流感病毒、呼吸道合胞病毒、鼻病毒、腺病毒、柯萨奇病毒、埃可病毒等。此外，麻疹病毒、水痘——带状疱疹病毒、巨细胞病毒、风疹病毒等也可引起肺炎。

症状诊断

由于引起肺炎的病毒不同，其表现也有所差别。但一般成人病毒性肺炎的症状轻微，起病缓慢，可有不同程度的发热、头痛、全身酸痛，伴刺激性干咳、少痰。重症多见于婴幼儿，可有高热、呼吸困难、发绀，甚至发生休克、心力衰竭和呼吸衰竭。继发细菌感染时，病情加重，治疗效果不佳。

中医治疗

板蓝根、大青叶、金银花、黄芩、连翘、菊花、贯众等均有一定抗病毒作用，也可选用板蓝根冲剂、抗病毒冲剂等中成药。

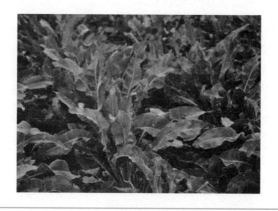

中医传统疗法

▶▶ 推拿法

在脚背最高处用拇指向前推按，在第1和第2跖骨之间会有明显的酸胀痛感觉。

再用第2、第3、第4指的指端，在该处按揉，每次100～200下，每天早晚各1次，1个月后干咳基本消失。因为脚背最高处主肺经及气管，通过按揉刺激，可减少气管痉挛，达到止咳效果。

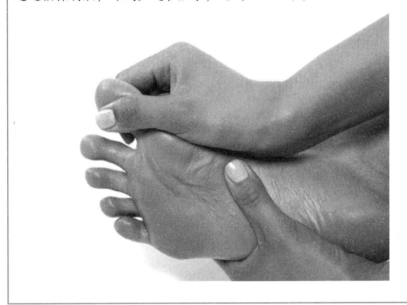

● 温馨提示

劳逸结合，注意休息，预防感冒，避免到环境污染的场所。病重时卧床休息、保持呼吸道通畅。饮食宜清淡，多吃新鲜蔬菜水果，戒烟戒酒。适当参加一些体育活动，以增强体质。

失眠

失眠是指睡眠不足或睡眠发生紊乱，使人产生睡眠不足感，中医称"不寐"。

造成失眠可由心理生理、躯体疾病、药物、过量饮酒、环境等因素引起。

症状诊断

心理生理因素所引起的失眠最常见，可引起焦虑、恐惧、抑郁等情绪。

由躯体疾病如抑郁症、感染、中毒、疼痛、下丘脑的病变或损害引起，阻塞性睡眠呼吸暂停等也可引起入睡困难。

长期服用中枢兴奋剂或对入睡环境不适应，均会导致难以入睡，次日感到精神不振，有时感到焦虑不安。

中医治疗

中医根据症状及脉象将本病分型，然后进行辨证论治。

●**心肾不交型**：症见心烦不寐，难以入睡，甚至彻夜不眠，心悸不安，头晕耳鸣，健忘，烦热，盗汗，口干，腰膝酸软，男子遗精，女子月经不调，且舌尖红苔少，脉细数。适宜用滋阴降火、交通心肾的方法治疗。

参考方药：黄连6~9克、肉桂3~6克（后下）、黄芩6克、白芍12克、阿胶9克（烊化）、牡蛎30克（先煎）、龟板30克（先煎）、磁石30克（先煎）。

●**心脾两虚型**：症见思虑重重，经年不寐或多梦易醒，面色无华，神疲乏力，懒言，心悸健忘，食欲差，或有便溏，且舌淡苔薄，脉细而弱。适宜用健脾益气、养心安神的方法治疗。

参考方药：党参15克、黄芪15克、当归12克、桂圆肉12克、白术12克、陈皮6克、木香6克、茯神12克、枣仁12克、远志6克、炙甘草6克、夜交藤30克、合欢花9克、牡蛎30克（先煎）。

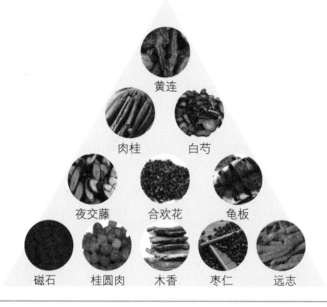

中医传统疗法

▶▶ **刮痧法**

足部反射区有6个基本反射区重点刮脑垂体、甲状腺、生殖腺反射区以及脊椎、平衡器官反射区。

头部：百会、安眠、风池。

上肢：内关、神门。

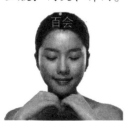

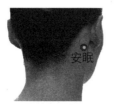

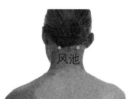

偏头痛

偏头痛是由于神经—血管功能障碍引起反复发作的偏侧或双侧头痛。常在10～30岁发病，女多于男，半数病例有家族史。

偏头痛发作过程先是由于颈内动脉收缩，出现先兆；继之颅外动脉扩张出现头痛。

偏头痛还与饮食、心理因素、气候变化有关。

症状诊断

典型偏头痛：较常见，有明显的先兆期，如偏盲、弱视、感觉异常、失语等。持续数分钟至半小时，接着开始一侧剧烈头痛，以额、颞、眶为主，发作时可见短暂性视野缺损，其他检查无异常。

普通偏头痛：最常见，为阵发性一侧额颞部搏动性头痛，伴有畏光怕响，持续2～3小时至2天，常有恶心呕吐等消化道症状。发作时除患侧颞动脉扩张、搏动增强外，无其他体征。

特殊性偏头痛：除头痛外，在发作前后或发作时伴有一些特殊的表现，如眼肌瘫痪、耳鸣、偏瘫、失语、感觉异常、精神障碍等。

中医治疗

中医根据症状及脉象将本病分型，然后进行辨证论治。

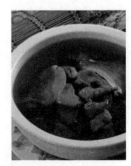

●痰浊内蕴型：症见头痛昏蒙，胸脘满闷，呕恶痰涎，且苔白腻，脉滑或弦滑。适宜用化痰降逆的方法治疗。可用半夏白术天麻汤加减。

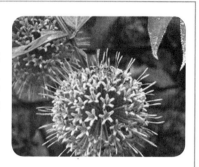

●**肝阳上亢型**：症见头痛头晕，耳鸣目眩，少寐多梦，且苔薄，脉弦。适宜用平肝潜阳的方法治疗。可用天麻钩藤饮加减。

●**瘀血阻络型**：症见痛如针刺，固定不移，局部络脉怒张，且舌暗有瘀斑，脉沉弦涩。适宜用活血化瘀的方法治疗。可用丹七片、血府逐瘀丸（片）、活血化瘀丸、化癥回生丹等。

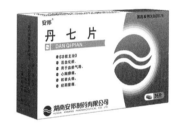

●**温馨提示**

　　避免情绪紧张，保持愉快心情，防止过度劳累，保证充足睡眠。不要过饥过饱，不要饮酒以及摄入高脂肪食物。发作时应保持安静，卧床休息。

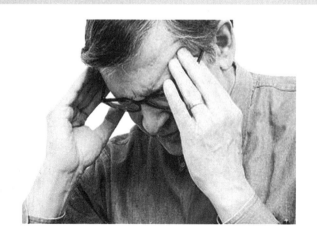

神经衰弱

神经衰弱是由于长期过度紧张的精神活动，导致脑的兴奋和抑制功能失调。

以精神易兴奋和脑力易疲乏表现为特征，常伴有各种身体不适和睡眠障碍。

本病的发生与病人的学习、工作、生活环境和性格、体质等均有一定关系。

一般认为，在多种内外因素作用下，大脑皮质的兴奋和抑制过程失去平衡而导致本病。

病前常有过度疲劳、睡眠障碍、情绪紧张、精神压力等因素。

症状诊断

神经衰弱的主要症状为失眠、健忘、焦虑。

病人往往整夜无法入睡，即使睡着，也处于浅睡眠状态。

白天精神萎靡，刚干完的事，片刻就忘，甚至打开冰箱，一时不知想要取什么食物。

时常处于焦虑之中。

中医治疗

中医根据症状及脉象将本病分型，然后进行辨证论治。

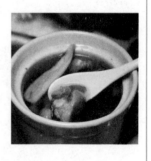

●心脾两虚型：症见不易入睡，或睡中多梦、易醒，兼有心悸，神疲乏力，口淡无味；或食后腹胀，不思饮食，面色萎黄，且舌质淡苔薄白，脉细弱。适宜用补益心脾、养血安神的方法治疗。

可用归脾汤。

●阴虚火旺型：症见心烦失眠，入睡困难，兼有手足心热，盗汗，或口舌糜烂，且舌质红，少苔，脉细数。适宜用滋阴降火、清心安神的方法治疗。

可用黄连阿胶汤合六味地黄丸加减。

●心肾不交型：症见心烦不眠，头晕耳鸣，烦热盗汗，口干咽燥，精神萎靡，健忘，腰膝酸软，男子滑精、阳痿，女子月经不调，且舌尖红，苔少，脉细数。适宜用交通心肾的方法治疗。

心火偏旺者可用交泰丸；心虚为主者用天王补心丹。

中医传统疗法

▶ 刮痧法

足部反射区有6个基本反射区；重点刮脑垂体、颈项、胃、十二指肠、降结肠、横结肠、直肠、心包区点反射区。

头部：印堂、安眠、百会、风池。

背部：大椎至命门穴，心俞至膀胱俞。

下肢：足三里、丰隆、三阴交。

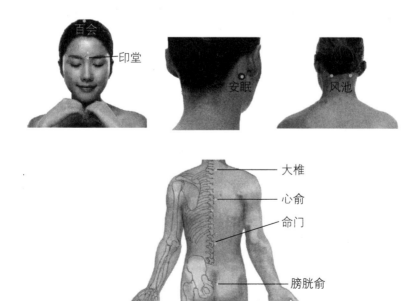

神经症

神经症是一类最常见的疾病。

其发病多与精神因素及遗传有关，其最常见症有焦虑症、恐惧症、强迫症、疑病症等。

其发病与中医"肝""脾胃""心""肾"等关系较为密切。

症状诊断

焦虑型神经症：

焦虑型神经症是一种以长期而不现实的焦虑为特点的精神障碍，往往有急性焦虑或惊恐的加重发作。

双手伸展时常可见到细小震颤，还有出汗、胃部不适、想恶心呕吐的感觉，全身软弱乏力与头晕。

也可出现四肢肌肉肌张力亢奋的僵硬感或口唇与手指、脚趾端部有针刺或麻木感。

恐惧型神经症：

恐惧型神经症是指对于某些没有什么危险的东西、情景或躯体功能，表现出不合理或过分的害怕。

病人想到令其恐惧的物体即感焦虑，当确实接近这个恐怖刺激时，焦虑便增加到惊恐的程度。

强迫型神经症：

强迫症的主要症状也是焦虑，与其他神经症焦虑不同的是，强迫症的焦虑是对内源性想法和欲望所产生的反应。

疑病症：

疑病症是由中枢神经系统功能失调，影响到皮层下部位的一种神经症性精神障碍，其特征是整日考虑自己的身体状况。

病人会诉述身体很多部位的症状，最常见的部位是腹部内脏、胸部、头部及颈部。如消化不良、腹部胀满、便秘腹泻、胸闷心悸、呼吸不畅、尿意频急、月经不调、阳痿、早泄等。

中医治疗

中医根据症状及脉象将本病分型，然后进行辨证论治。

●肝郁气滞型：症见焦虑，情绪不宁，善怒易哭，时时太息，胸胁胀闷，且舌质淡苔薄白，脉弦。适宜用疏肝解郁、行气导滞的方法治疗。

参考方药：柴胡9克、枳壳9克、香附12克、白芍15克、厚朴6克、菖蒲12克、远志9克、郁金9克。

远志

郁金

菖蒲

枳壳

●心脾两虚型：症见焦虑，心悸易惊，善悲欲哭，面色苍白无华，少动懒言，神思恍惚，疲倦乏力，不思饮食，便溏，且舌质淡、舌体胖大且边有齿痕，苔薄白，脉沉细而弱。适宜用健脾益气、养心安神的方法治疗。

可用中成药：归脾丸、补心丹、柏子养心丸、刺五加片。

参考方药：人参10克、炙黄芪12克、当归15克、川芎9克、茯苓15克、炙远志6克、柏子仁10克、酸枣仁9克、五味子6克、炙甘草6克。

炙远志

炙黄芪

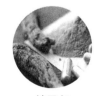
柏子仁

酸枣仁

●肾阴亏虚型：症见焦虑日久，惊悸不安，善恐易惊，腰膝酸软，耳鸣头晕，健忘失眠，且舌红少苔，脉细数。适宜用滋补肾阴的方法治疗。

可用中成药：六味地黄丸。

参考方药：熟地15克、茯苓15克、山萸肉10克、山药12克、丹皮10克、龟板10克、泽泻10克、柏子仁10克、炙远志6克、阿胶10克、炙甘草6克。

山萸肉　　　　　龟板　　　　　阿胶　　　　　熟地

中医传统疗法

▶ **推拿法**

取俯卧位，自尾骨至大椎脊椎两旁，采用指旋推法，自下而上旋推3～5分钟。

再点按肺俞、心俞、肝胆俞、膈俞、脾俞、八髎，约5分钟。

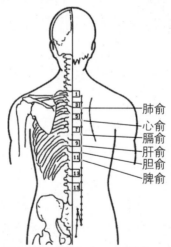

肺俞
心俞
膈俞
肝俞
胆俞
脾俞

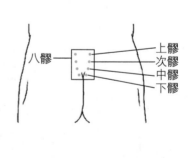

八髎
上髎
次髎
中髎
下髎

揉捏拿两侧肩井、颈根部，再从大椎用指推揉至百会穴，点揉百会穴1分钟。

然后用指按压风池穴1分钟，自风池沿两颞至太阳穴3～6次，点按太阳穴1分钟。

拍打后背，放松。

阳痿

阳痿，是最常见的男子性功能障碍。

因其主要表现为阴茎萎软，故中医又称作阴痿。

偶然的性交失败或阴茎不举，不是阳痿，只有连续性交失败率超过25％才能诊断为阳痿。

阳痿的病因很多，也很复杂，但绝大多数为功能性病变，占全部病例的85％～90％，其原因有性心理发育受阻、夫妻关系不洽、情绪紧张等；属于器质性病变者极少，占10％~15％，其原因有严重生殖器先天或后天畸形、内分泌紊乱、神经系统疾病、精神病、血液病、血管疾病等。

症状诊断

阴茎不能勃起进行性交，或虽有勃起但勃起不坚，或勃起不能维持性交完成。

中医治疗

中医根据症状及脉象将本病分型，然后进行辨证论治。

●湿热下注型：症见阴茎萎软，下肢困重，阴囊潮湿，小便涩滞或尿后余沥，或兼阴囊腥臊，且舌苔黄腻，脉濡数。适宜用清热化湿的方法治疗。

可用中成药：草薢分清丸、分清五淋丸、金沙五淋丸、五淋通片等。

参考方药：黄芩、栀子、柴胡、木通、车前子（包煎）、泽泻、当归、生地各10克，龙胆草15克。

●命门火衰型：症见阳事不举，面色苍白，精神萎靡，头晕耳鸣，腰膝酸软，畏寒怕冷，且舌淡苔白，脉沉细无力。适宜用温补肾阳的方法治疗。

可用中成药：男宝、金匮肾气丸、三鞭酒、参茸三七酒、参茸大补片、参茸肾片、蛤蚧补肾丸等。

参考方药：熟地、枸杞、山萸肉、当归、肉苁蓉、巴戟天、炒韭菜子、仙茅、仙灵脾各12克，蛇床子、炒杜仲各15克，鹿角胶10克，肉桂8克。

 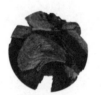 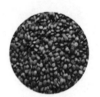

| 栀子 | 木通 | 车前子 | 龙胆草 |

●肝气郁结型：症见阳事不举，情志抑郁，胸胁胀满，急躁易怒，喜太息，且舌红苔薄，脉弦数。适宜用舒肝解郁的方法治疗。

可用中成药：逍遥丸、舒肝丸、加味逍遥丸等。

参考方药：柴胡、白芍、枳壳、甘草各10克，丹皮、栀子各12克，蜈蚣5克，水蛭3克。

  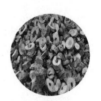

| 蜈蚣 | 水蛭 | 丹皮 | 柴胡 |

●阴虚火旺型：症见于青壮年，有手淫史，阴茎能举，临事即软。伴有早泄，心悸出汗，精神紧张，口渴喜饮，腰膝酸软，足跟疼痛，小便黄大便干，脉细带数，且舌红苔少，或有剥苔龟裂等症。适宜用滋阴降火的方法治疗。

可用中成药：六味地黄丸、知柏地黄丸、参麦六味丸等。

中医传统疗法

▶▶ **刮痧法**

足部反射区有6个基本反射区；重点刮肝、肾、脑垂体、生殖器、腹股沟、阴茎、骶椎反射区。

背部：肝俞、肾俞、命门。

腹部：关元。

下肢：三阴交、太溪。

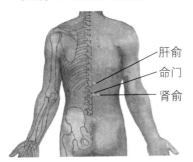

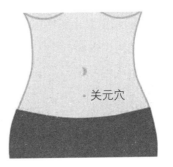

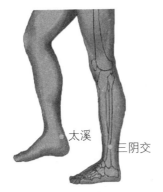

●温馨提示

放松情绪，房事有节，树立战胜疾病的信心和勇气。调节饮食，起居有常，不可以饮酒过量，过食肥甘厚味。

积极治疗原发病。多参加有益的社会团体活动，愉悦身心，有利于病情的康复。增进与配偶的感情，创造融洽的亲情氛围。体育锻炼能使气血和畅，对本病康复有帮助，患者可根据体力条件，选做各种体育运动，如长跑、游泳、球类、散步、体操、拳术等。

早泄

早泄与阳痿、遗精一样，是常见的男子性功能障碍之一。

早泄的病因绝大多数为心理性的，如青少年患手淫癖，婚前性交，婚外性生活，夫妻性关系不谐，多会导致心情焦虑，情绪紧张，使大脑或脊髓中枢兴奋性增强而致早泄；另有少数为器质性病变引起，如慢性前列腺炎、精囊炎、包皮系带短、尿道下裂等。

症状诊断

早泄系指性交过程中射精过早而言。

早泄的含义模糊，一种说法认为未达到女方性高潮便射精者即为早泄，这显然是错误的。因为女性的性反应较为迟缓，而个体的差异又较大，故而不能以未能令女方达到高潮即射精为早泄。

关于早泄的标准有两种提法：

凡性交时阴茎未及插入阴道，或插入后仅抽动数下即射精者为早泄。

性交1分钟以内，抽动数十下即射精者为早泄。

中医治疗

中医根据症状及脉象将本病分型，然后进行辨证论治。

●阴虚火旺型：症见阳物易举，但举而不坚，精液易泄，头晕目眩，心悸耳鸣，五心烦热，或伴梦遗滑精、腰膝酸软、口燥咽干、神疲乏力，且舌红少苔、脉细数。适宜用滋阴降火、益精固肾的方法治疗。

可用中成药：知柏地黄丸、水陆二仙丹、五子地黄丸、大补阴丸、首乌丸、金锁固精丸、参麦六味丸等。

●肾虚不同型：症见性欲减退，临房早泄，精液清稀，阳痿滑泄，头晕目眩，耳鸣腰酸，面色苍白或晦暗，精神萎靡，畏寒肢冷，且舌淡苔白，脉沉细而弱。适宜用温阳补肾、益精固元的方法治疗。

可用中成药：右归丸、龟龄集、蛤蚧补肾丸、锁阳固精丸、壮腰健肾丸、男宝、参茸丸、参茸固本丸、鱼鳔丸、海马保肾丸、至宝三鞭丸等。

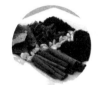

右归丸　　　　龟龄集　　　　参茸丸　　　　鱼鳔丸

中医传统疗法

▶ 拔罐法

背部：命门、肾俞。

腹部：关元、中极。

下肢部：足三里、三阴交、太溪。

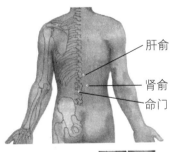

肝俞
肾俞
命门

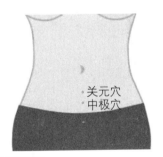

关元穴
中极穴

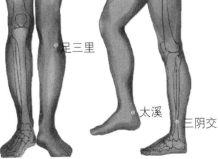

足三里
太溪
三阴交

急性肾小球肾炎

急性肾小球肾炎急性起病，是以血尿、蛋白尿，水肿、高血压病为主要症状的一组疾病。多见于链球菌感染，其他细菌、病毒及寄生虫感染也可引起。

本病以学龄儿童最为多见。青年次之，中老年较少见。

症状诊断

前驱感染后有1～3周潜伏期。起病较急，主症有水肿、尿少、血尿、高血压，可见一过性肾功能不全。蛋白尿不重，尿中有管型，血清补体C_3下降。少数出现严重高血压病、急性肾功能衰竭。

中医治疗

中医根据症状及脉象将本病分型，然后进行辨证论治。

●**风水相搏型**：症见水肿，头面部为剧，皮肤鲜泽光亮而薄，尿少，恶寒发热，且舌苔薄，脉浮。适宜用疏风宣肺、利水的方法治疗。

参考方药：浮萍、麻黄、防己、桂枝、白术各10克，石膏20克，茯苓、泽泻各30克。

| 浮萍 | 麻黄 | 防己 | 桂枝 |

●**湿毒蕴结型**：症见全身水肿，腹胀胸热，口干尿短赤，或疮毒未愈，且舌苔黄腻，脉沉数。适宜用清热解毒、利湿消肿的方法治疗。

参考方药：麻黄、木通、大腹皮各10克，金银花、连翘、桑白皮各

15克，茯苓皮、红小豆各30克。

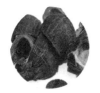   

| 大腹皮 | 金银花 | 连翘 | 红小豆 |

●风热伤络型：症见血尿明显，咽痛咽干，且舌红苔薄黄，脉浮数。适宜用疏风散热、凉血的方法治疗。

参考方药：金银花、蒲公英、麦冬、玄参各20克，益母草、白茅根各30克，桔梗10克，甘草6克。

| 蒲公英 | 玄参 | 益母草 | 白茅根 |

●阴虚血热型：症见尿血心烦，口干喜饮，且舌红苔少，脉细数。适宜用养阴清热、凉血的方法治疗。

参考方药：生地、玄参、白茅根、侧柏叶各30克，丹皮、竹叶、藕节各15克，灯芯、通草各6克。

| 侧柏叶 | 藕节 | 灯芯 | 通草 |

中医传统疗法

本病按中医辨证可分为"风盛""湿盛""湿热""血热"等四型。

●风盛型：症见眼睑及面目水肿，伴畏风，发热，肢节酸楚，腰痛，小便不利，且舌苔薄白，脉浮紧或浮数。适宜用祛风宣肺、清热利水的方法治疗。可选用荆防败毒散与五苓散同服。

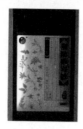 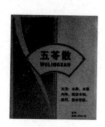

●湿盛型：症见面目或一身水肿，按之没指，小便不利，且舌淡胖，苔白腻，脉沉缓。适宜用祛湿利水的方法治疗。可选用平胃散与五苓散同服。

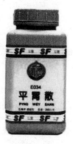 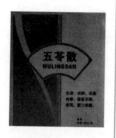

●温热型：症见面目或周身水肿，小便短赤，口苦口黏，大便干结或溏而不爽，且舌苔黄腻且厚，脉濡而数。适宜用清热利湿、行水消肿的方法治疗。可选用防风通圣散与四苓散同服，或用甘露消毒丹。

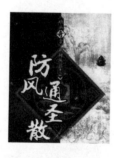

●血热型：症见面目水肿，小便如洗肉水样，或呈鲜红色，心烦口渴，夜寐梦多，舌红且干，脉沉细数。适宜用凉血清热、利尿消肿的方法治疗。可选用肾炎四味片与犀角地黄丸同服，或用牛黄清心丸与云南白药同服。

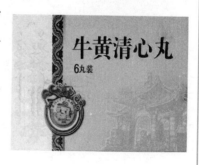

慢性肾小球肾炎

慢性肾小球肾炎（简称慢性肾炎）是一组不同病因所致、病情迁延发展、终将进展成慢性肾功能衰竭的肾小球疾病，以水肿、蛋白尿、血尿、高血压病及肾功能损害为基本表现。

本病为多种病因如细菌、病毒、原虫等感染从而引起的免疫性疾病。

仅少数慢性肾炎是由急性肾炎发展而来的，即急性肾炎不愈直接迁移，或缓解后经若干时间后重新出现，而绝大多数慢性肾炎，由病理类型决定其病情必须迁移发展，起病即属慢性肾炎，与急性肾炎无关。

症状诊断

起病方式不同，中青年男性居多。

有些患者开始无明显症状，仅于体检时发现蛋白尿或血压升高。多数患者起病后即有倦怠乏力、头痛、水肿、血压升高或贫血等症候。少数患者起病急、水肿明显，出现大量蛋白尿等。

中医治疗

中医根据症状及脉象将本病分型，然后进行辨证论治。

●肝肾阴虚型：症见手足心热，腰酸腰痛，头晕头痛，咽干口渴，且舌红苔少，脉沉细或弦细。适宜用养阴滋肾的方法治疗。

可用中成药：六味地黄丸、杞菊地黄丸。

参考方药：生地、麦冬、白芍各15克，山萸肉、丹皮、枸杞、菊花、五味子、茯苓各10克。

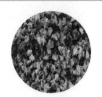

| 生地 | 麦冬 | 白芍 | 五味子 |

●**气阴两虚型**：症见腰膝酸软，倦怠乏力，手足心热，且舌略红，苔薄有齿痕，脉沉细数。适宜用气阴两补的方法治疗。

可用中成药：贞芪扶正胶囊、生脉饮。

参考方药：黄芪、地黄各20克，党参、山药、五味子、山萸肉、茯苓、丹皮各10克。

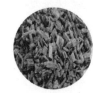

| 黄芪 | 地黄 | 山药 | 党参 |

●**肺脾气虚型**：症见面黄乏力，腹满纳差，气短，易外感，大便稀溏，且舌淡边有齿痕，脉弱。适宜用益气健脾的方法治疗。

可用中成药：补中益气丸、参苓白术散、玉屏风散。

参考方药：黄芪30克，党参、白术、山药、茯苓、五味子各10克，当归、丹参各15克，甘草3克。

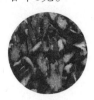

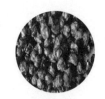

| 当归 | 丹参 | 甘草 | 五味子 |

●**脾肾阳虚型**：症见腰痛腰酸，面色白，畏寒肢冷，倦怠便溏，且舌胖润，脉沉弱。适宜用温补脾肾的方法进行治疗。

可用中成药：金匮肾气丸。

参考方药：制附片、桂枝、白术、山药、仙灵脾各10克，茯苓、泽泻、丹皮各15克，干姜6克。

中医传统疗法

▶ **拔罐法**

背部：脾俞、肾俞、命门。

腹部：上脘、中脘、气海、水道、关元。

下肢部：足三里、三阴交、太溪。

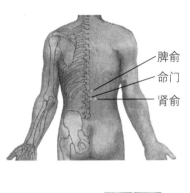

脾俞
命门
肾俞

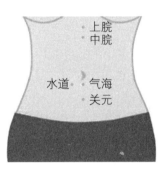

上脘
中脘
水道　气海
关元

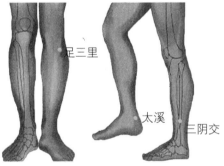

足三里

太溪
三阴交

●温馨提示

　　有效清除体内的慢性病灶，预防感冒及泌尿系统感染。在病情缓解期，可适当活动，打太极拳、散步等，以增强身体免疫力。避免过劳，调节情志，保持良好的精神状态。饮食清淡，低盐、低脂肪，水肿时可选乌鱼或鲫鱼1条、蒜头1个、椒目6克同煮，喝汤吃鱼。

慢性肾盂肾炎

> 肾盂肾炎指肾实质和肾盂的细菌炎症，又称上尿路感染。多由细菌，极少数由真菌、原虫或病毒感染所致。

症状诊断

起病隐匿或不典型，多数患者有反复发作的尿频、尿急、尿痛、腰痛，可有血尿，持续或间歇性菌尿、脓尿，低热、倦怠、乏力，体重减轻，高血压，水肿等。

随病程延长、肾功能恶化，逐渐出现夜尿增多、足跟痛、恶心、呕吐、贫血，少数进展至慢性肾功能不全。

中医治疗

中医根据症状及脉象将本病分型，然后进行辨证论治。

●**湿热下注型**：症见小便频急，灼热刺痛，尿少色黄赤混浊，或者恶寒发热，且舌红苔黄腻，脉数。适宜用清热利湿通淋的方法治疗。

可用中成药：三金片、分清五淋丸。

参考方药：大黄、黄柏、萹蓄、瞿麦、滑石、通草各10克，茯苓、草薢、车前草各15克。

萹蓄

瞿麦

滑石

草薢

●**脾肾两虚型**：症见小便淋沥不已，时作时止，遇劳即发，腰酸神疲，且舌淡脉细弱。或面色潮红，五心烦热，且舌红脉细数。适宜用补气益肾的方法治疗。

参考方药：党参、黄芪、白术、山药、茯苓、杜仲各12克，熟地、菟丝子、金樱子、枸杞各15克。

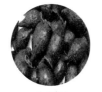
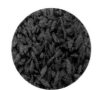

金樱子　　　　枸杞　　　　熟地　　　　菟丝子

中医传统疗法

▶ **拔罐法**

背部：肾俞、膀胱俞。

腹部：中极。

下肢部：委阳、阴陵泉、太溪、照海。

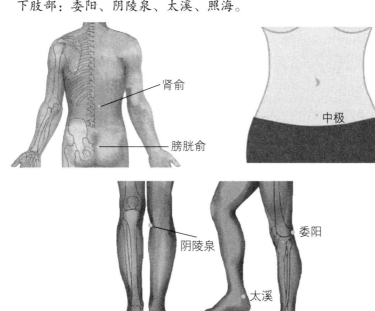

病态窦房结综合征

病态窦房结综合征简称病窦综合征，是一种常见的心律失常。主要见于冠心病，其他器质性心脏病也可引起，部分病人原因不明或迷走神经张力过高。

症状诊断

病窦综合征起病大多缓慢而隐袭。早期轻症患者可无明显症状，或只有心悸、胸闷、头昏、乏力、失眠、记忆力减退和反应迟钝等一般症状。主要为供血不足。重症患者上述症状更明显，常有黑矇、晕厥等症状。有的可引起心绞痛和心力衰竭。主要表现为心动过缓，低于每分钟60次，有时听到长间歇，有时心动过缓和心动过速交替出现。

中医治疗

中医根据症状及脉象将本病分型，然后进行辨证论治。

●阳虚型：症见心悸气短，神疲乏力，手足怕冷，或突然昏倒，面色苍白，气息微弱，且舌淡苍白，脉微沉迟。适宜用益气回阳、养心复脉的方法治疗。

可用参茸卫生丸、金匮肾气丸、屏风安心胶囊等。

●阴虚型：症见心悸怔忡，口燥咽干，头晕耳鸣，失眠多梦，五心烦热，且舌红少苔，脉细无力。适宜用养心益肾、滋阴安神的方法治疗。

可用生脉饮、安神补心丹、天王补心丹等。

●气血两虚型：症见头晕气短，面色萎黄，唇淡无华，心悸自汗，且舌质淡，脉细弱。适宜用气血双补、宁心安神的方法治疗。

可用八珍丸、十全大补丸、人参归脾丸等。

●气郁型：症见头晕心悸，胸肋胀满，抑郁寡欢，神情默默，且苔白，脉弦。适宜用疏肝理气、解郁安神的方法治疗。

可用逍遥丸、加味逍遥散、解郁和肝丸等。

●痰阻型：症见心悸胸闷，眩晕痰多，或突然昏倒，不省人事，且苔腻，脉弦滑。适宜用健脾益气、祛痰宽胸的方法治疗。

可用冠心苏合丸、六君子丸、半夏天麻丸等。

●血瘀型：症见胸闷心悸，或胸中刺痛，唇紫甲青，且舌质紫暗或有瘀点，脉涩或结代。适宜用行气通络、活血化瘀的方法治疗。

可用血府逐瘀丸等。

中医传统疗法

▶▶ 针灸法

毫针：百会、心俞、间使、大陵、气海、关元、神门、大椎，每次取3～5穴，轻中度刺激，留针15分钟，每日1次，10次为1疗程。

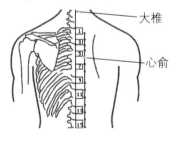

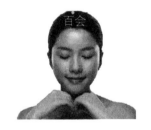

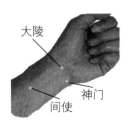

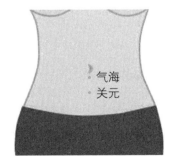

充血性心力衰竭

充血性心力衰竭是指心脏慢性心肌病损，长期负荷过重等原因引起心功能减退，心排血量不能满足机体组织代谢需要的一种病理状态。

引起慢性心力衰竭的原因，可分为基本因素和诱发因素。

基本因素包括：心肌病变，如心肌的炎症、心肌负荷过重，如心脏瓣膜瘀变、高血压病、甲状腺功能亢进等。

诱发因素包括：发热、劳累、情绪激动、心律失常、妊娠、分娩、过多输液。

症状诊断

根据心力衰竭开始发生的部位与瘀血的部位分为左心衰、右心衰和全心衰。以左心衰开始较多见，以后导致右心衰，单独右心衰少见。

呼吸困难：是左心衰时最早出现和最重要的症状。

端坐呼吸、平卧时呼吸极度困难：必须高枕、半卧或坐起，夜间因胸闷、气急而突然惊醒，需立即坐起。咳嗽频繁，并可伴哮鸣性呼吸声（心脏性哮喘），咳泡沫样痰。轻者经10分钟至1小时逐渐好转，重者则咳嗽加剧，咳粉红色泡沫样痰，最后可发展成急性肺水肿。

劳累后呼吸困难：开始多在剧烈活动或劳动后出现，逐渐发展到轻体力劳动，甚至休息时也发生。这说明病情在逐渐加重。

腹胀：食欲不振、恶心、呕吐，尿量减少，夜尿多。这是由于右心衰竭，心排血量不足，致器官、组织灌注不足。

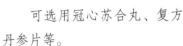

中医根据症状及脉象将本病分型，然后辨证论治。

●气虚血瘀型：症见呼吸困难，活动时加重，口唇发绀，咯血痰，且舌暗无光泽，有瘀点或瘀斑，脉细数。适宜用益气活血的方法治疗。

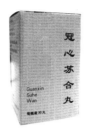

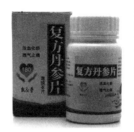

可选用冠心苏合丸、复方丹参片等。

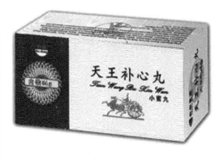

●心肾阴虚型：症见呼吸困难，口渴咽干，面颊潮红，心悸，烦躁，入夜盗汗，手足心热，且舌质红，少苔，脉弦或细数。适宜用滋阴养血、补心安神的方法治疗。

可选用天王补心丹。

●阳虚水泛型：症见心悸，气短而喘，胸满不得平卧，下肢或全身水肿，腹胀，小便少，怕冷，白苔，脉沉无力。适宜用温补肾阳、化气行水的方法治疗。

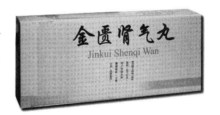

可选用金匮肾气丸。

●温馨提示

精神要放松，注意休息，症轻者可到户外活动，但不可劳累，避免到公共场所，以防传染各种流行病。

加强营养，多摄取高蛋白、高维生素食物，不吃含脂肪多的食物。多喝水，忌烟酒。

心房颤动

心房颤动简称房颤，是最常见的心律失常之一，仅次于期前收缩。心房颤动时，心房内生350~600次/分的不规则冲动，心房内各部分肌纤维极不协调地乱颤，心房失去了有效的收缩功能。

阵发性房颤可见于无器质性心脏病的正常人，原因未明，预后良好，称为特发性或良性房颤。房颤通常绝大多数发生于有器质性心脏病的病人，以风湿性二尖瓣狭窄为最常见，其次为冠心病、心肌病、甲状腺功能亢进等。

症状诊断

症状取决于病程的长短、心率的快慢和原有心脏病病情的轻重。

轻者：轻者发作时仅有心前区不适，心悸、气促。

重者：重者则常有心悸、胸闷、乏力、头晕等症状，老年病人有时发生晕厥。原有器质性心脏病的病人，可因此诱发心绞痛、心力衰竭、肺水肿，甚至出现心源性休克。心律绝对不整，心音强弱不等，常有脉搏短绌。

中医治疗

中医根据症状及脉象将本病分型，然后进行辨证论治。

●血瘀痰阻型：症见心悸不安，胸闷且痛，头晕乏力，怔忡气短，唇青色紫，且舌暗苔腻，脉弦细或结代。适宜用活血化痰、益气养心的方法治疗。

参考方药：丹参、瓜蒌各25克，郁金、香附、远志、玄胡、厚朴、酸枣仁、薤白各10克，白蔻仁、砂仁各4克。

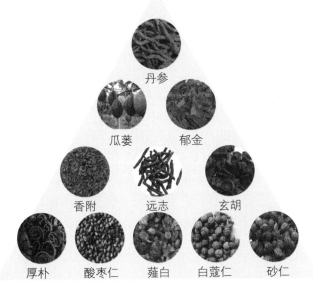

丹参

瓜蒌　　郁金

香附　　远志　　玄胡

厚朴　　酸枣仁　　薤白　　白蔻仁　　砂仁

●**心气虚型**：症见怔忡气短，心悸乏力，体倦易累，失眠多梦，头晕胸闷，且舌淡苔白，脉细数或结代。适宜用益气养心的方法治疗。

参考方药：太子参、丹参各15克，麦冬、阿胶、酸枣仁、远志、茯苓、白术各10克，炙甘草6克。

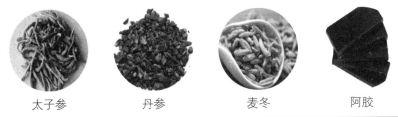

太子参　　　　丹参　　　　麦冬　　　　阿胶

●**温馨提示**

避免情志刺激，保持心态平和。症状轻者可到户外适量活动，症状重者需静养，注意安静，保持室内空气清新。

注意饮食营养，忌吃高脂肪食物，忌烟酒，保持大便畅通。

积极治疗原发病，按时服药。

第三章

外科疾病的自查自疗

急性胆囊炎

胆囊炎根据病程长短分为急性胆囊炎和慢性胆囊炎。急性胆囊炎即胆囊壁的急性炎症反应；慢性胆囊炎除相关炎症反应外，在病理学上表现为胆囊壁增厚、纤维化和胆囊收缩。两者均与胆囊结石密切相关。急性胆囊炎是细菌感染所引起的胆囊急性炎症。胆石症、胆管阻塞，胆管蛔虫症、创伤和化学刺激等是常见原因。致病菌主要为大肠杆菌、产气杆菌和绿脓杆菌等。

症状诊断

突然发作性上腹绞痛，后右上腹绞痛持续加重，可向右肩部放射，常伴恶心、呕吐。

恶寒、发热，少有寒颤。10%～20%患者出现轻度黄疸。

食欲不振、腹胀等，可反复发作，多在冬秋之交。脂肪摄入过多、吃得过饱、过劳、受凉等易诱发。胆囊结石引起者，夜间发病为其特点。

中医治疗

急性胆囊炎的中医药治疗可按不同类型辨证论治。

●气郁型：症见右胁绞痛或窜痛，或胁脘隐痛，胀闷感，牵扯肩背。常伴有口苦、咽干、头晕、食少等少阳证。一般无寒热或黄疸，且舌尖微红，舌苔薄白或微黄，脉弦紧或弦细。适宜用疏肝理气、缓急止痛的方法治疗。可用清胆行气汤。

●湿热型：症见右上腹持续性胀痛，向右肩背放射，右上腹部肌紧张、压痛，有时可摸到肿大的胆囊。伴有往来寒热，口苦，咽干，恶心呕吐，不欲饮食，身目发黄，大便秘结，小便少而黄浊，且舌质红、苔黄腻，脉弦滑或弦数。适宜用疏肝利胆、清热利湿的方法治疗。可用清胆利湿汤。

●**实火型**：症见腹痛剧烈，持续不解，范围广，腹肌强硬，压痛、反跳痛，或有包块。高热不退，面红目赤，口干唇燥，全身深黄，大便干结，小便少，色深如茶，甚者可神昏谵语，四肢厥冷，皮肤瘀斑，鼻衄齿衄，且舌质红绛，舌苔黄燥，或起芒刺，脉弦滑而数，或沉细而弱。适宜用疏肝利胆、清热泻火的方法治疗，可用清胆泻火汤。

中医传统疗法

▶▶ **拔罐法**

背部：曲垣、膈俞、肝俞、胆俞。

胸腹部：日月、梁门、太乙、章门。

下肢部：足三里、胆囊穴。

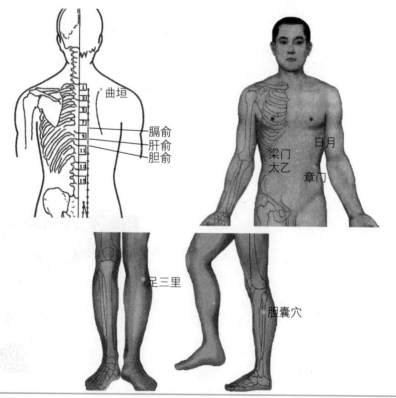

急性胰腺炎

急性胰腺炎是指胰腺及其周围组织被胰腺分泌的消化酶自身消化的化学性炎症。

引起急性胰腺炎的病因很多，在我国，胆管疾病为常见病因，在西方国家除胆石症外，大量饮酒也为主要原因。

症状诊断

急性胰腺炎的症状比较明显。突然发作的上腹疼痛，伴恶心、呕吐。腹痛为持续性、阵发性加重，重者向腰背部放射，平卧位加重，前倾坐位时减轻。

多伴腹胀及中度以上发热，一般持续3～5日。

出血坏死型可出现全腹剧痛及腹膜刺激征阳性。伴有腹水出现，多为血性、渗出性；患者腹部或脐周皮肤青紫、低血压和休克；血钙降低；肠麻痹；多器官功能衰竭。

中医治疗

中医根据症状及脉象将本病分型，然后进行辨证论治。

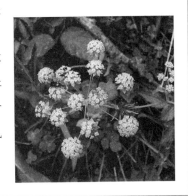

●气滞食积热郁型：症见脘腹胀痛不解，阵痛加重，嗳逆干呕，吐不爽利，吞酸嗳腐，甚则腹胀痛结，矢气可缓，且舌红、苔薄腻或厚黄，脉弦滑。适宜用理气消食、清热通便的方法治疗。

可用柴胡疏肝散合保和丸加减。

●**脾胃实热型**：症见脘腹满闷拒按，痞胀关格，腹坚气便不通，口干渴，尿短赤，身热，且舌红、苔黄腻或燥，脉滑数。适宜用通里攻下的方法治疗。

可用清胰汤合大承气汤加减。

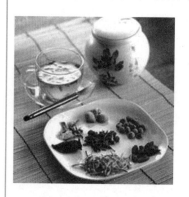

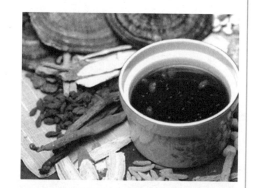

●**肝胆湿热型**：症见胸胁胀痛，脘腹胀满，发热呃逆，身黄倦怠，且舌红、苔黄腻，脉弦滑数。适宜用清肝利胆、除湿热的方法治疗。

可用清胰汤合龙胆泻肝汤加减。

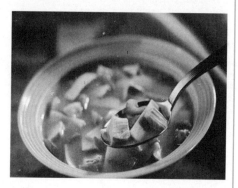

●**气血暴脱型**：症见面色苍白，口唇无华，汗出肢冷，呼吸微弱，且舌淡红，苔薄白，脉沉微细。适宜用回阳救逆、益气固脱的方法治疗。

可用参附汤合四味回阳饮加减。

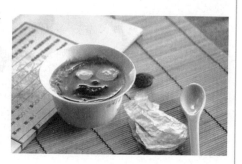

慢性胰腺炎

> 慢性胰腺炎是指胰腺腺泡和胰管慢性进行性炎症，破坏和纤维化的病理过程，常伴有钙化、假性囊肿及胰岛细胞减少或萎缩。

症状诊断

大部分患者有反复发作或持续性的上腹部疼痛，饱餐和高脂餐可诱发，平卧位加重，前倾坐位时减轻，可放射到腰背部。

腹部压痛与腹痛程度不相称，或仅有轻度压痛。并发假性囊肿时可触及包块。

部分患者有黄疸、消化不良、厌食油腻、体重减轻、脂肪泻，维生素A、维生素D、维生素E、维生素K缺乏等。10%～20%患者有显著糖尿病。

中医治疗

中医根据症状及脉象将本病分型，然后进行辨证论治。

●脾胃虚弱、积滞不化型：症见胃脘胀痛，腹满便溏，粪多油腻，一日数行，拒按，食后加重，食欲差，消瘦，且舌红，苔滞腻，脉沉弦。适宜用健脾胃、消积滞的方法治疗。

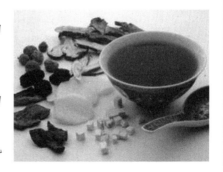

可用香砂六君子汤合保和丸加减。

●寒湿凝滞型：症见脘腹复发剧痛，胀满难消，拒按汗出，呕逆不食，面色滞垢少华，且舌苔薄或厚滞腻，脉多弦紧。适宜用温中导滞的方法治疗。

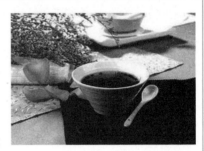

可用大黄附子汤加味。

●温热郁结型：症见脘腹剧痛，胀满难消，拒按，或痛串肋背，恶心呕逆，口干口苦，寒热并作，面色乍红，且苔多厚腻，脉多弦滑数。适宜用通里攻下的方法治疗。

可用清胰汤合小承气汤加减。

●气血瘀滞型：症见脘腹胀满疼痛，痛定不移，腹块拒按，经常叹气，肌肤不泽，腹块或渐大，或败血化脓，且舌紫暗瘀紫，苔薄白，脉弦细紧涩。适宜用行气通瘀、调脾散结的方法治疗。

可用膈下逐瘀汤加减。

中医传统疗法

▶ 拔罐法

背腰部：肝俞、脾俞、筋缩、脊中、魂门、意舍。

腹部：中脘、天枢。

下肢部：足三里、丰隆、丘墟。

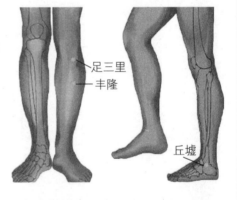

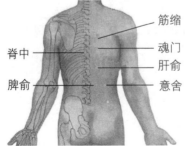

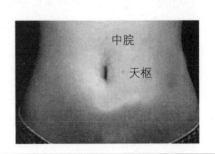

单纯性甲状腺肿

单纯性甲状腺肿是代偿性甲状腺肿大，一般不伴有甲状腺功能的改变。

此病多因缺碘、致甲状腺肿物质或先天性甲状腺激素合成障碍等所致。

症状诊断

散发性甲状腺肿：

常在青春期、妊娠期、哺乳期及绝经期发生，甲状腺呈轻中度弥漫性肿大，质地软，晚期可有多发性结节。

地方性甲状腺肿：

有甲状腺肿大的地区流行史。发病年龄较早，巨大和多结节性甲状腺肿发病年龄提前，可有压迫症状或向纵隔内发展。结节可有囊性变或腺瘤变，内出血时突然增大并疼痛。多结节性甲状腺肿常可伴甲亢。严重流行区小儿甲状腺肿可伴呆小病。

中医治疗

中医根据症状及脉象将本病分型，然后进行辨证论治。

●气郁痰阻型：症见颈前弥漫对称肿大，光滑柔软，边缘不清；病久者可有结节；囊肿较大者可有压迫症状，如胸闷、咳嗽、吞咽困难，且苔薄白，脉弦。适宜用理气化痰、消瘿散结的方法治疗。

参考方药：海带、海螵蛸、海蛤壳、丹参各15克，瓜蒌、海藻、昆布、青木香、郁金各10克，陈皮、香附各9克。

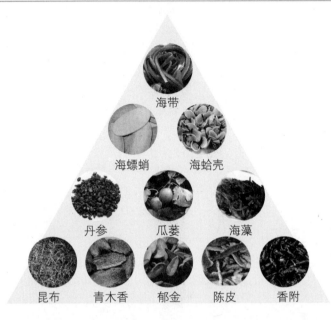

海带

海螵蛸　海蛤壳

丹参　瓜蒌　海藻

昆布　青木香　郁金　陈皮　香附

●**痰结血瘀型**：症见颈前肿块偏于一侧，质较硬，有结节，胸闷气促，咳嗽少痰，且苔薄黄，脉弦滑。适宜用理气化痰、活血化瘀、软坚散结的方法治疗。

参考方药：海藻、昆布各15克，青皮、陈皮、浙贝母、半夏各10克、连翘15克，当归10克，川芎10克，甘草6克。

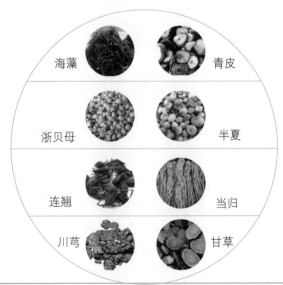

海藻　青皮

浙贝母　半夏

连翘　当归

川芎　甘草

慢性胆囊炎

慢性胆囊炎常因胆囊结石的存在而发生，在反复发作的病人中约70%有胆囊结石。

也可为急性胆囊炎的后遗症，或因胆固醇代谢紊乱而引起。

轻者胆囊壁增厚和纤维组织增生；重者胆囊壁显著增厚，囊腔变小，功能失常。

其他如胆汁代谢失常、胆管梗阻，胆汁理化状态改变、胆石形成等，使胆囊黏膜长期受到刺激引起慢性炎症，也是导致本病发生的常见因素。

症状诊断

本病往往缺乏典型症状，有些患者有类似胃病的表现，有上腹疼痛、嗳气、呃逆、厌食油腻食物、胃口差等消化不良症状；有些似慢性肝炎症状，有肝区、右上腹钝性隐痛，常牵涉到肩背或腰部。

上述症状时隐时现，每因进食油腻加重。

若因胆管梗阻而引起急性胆囊炎时，可出现胆绞痛、发热或黄疸等表现。

中医治疗

中医根据症状及脉象将本病分型，然后进行辨证论治。

本病属中医之"胁痛""肝胆气结"等范畴。可分以下两型辨证施治。

●肝胆气结型：症见右上腹间歇性闷痛或隐痛，并放射右腰背部，常有口苦，恶心，食欲不佳，或食后脘痞，每因进食油腻而诸症加重，且舌淡，边尖多红，苔薄白或微黄，脉弦。适宜用疏肝利胆散结的方法治疗。

可用消炎利胆片、肝胆炎片、利胆片等。

●**胆胃不和型**：症见胸胁胀满，嗳气频作，恶心呕逆，口苦纳呆，大便不调，右上腹时有隐痛，每遇情志不遂则诸症加重，且舌淡红，苔薄白，脉弦。适宜用疏肝利胆和胃的方法治疗。

可用逍遥丸、四逆散、保和丸、木香顺气丸等。

并发结石的病人可配合服用胆石通、利胆排石片等。

中医传统疗法

▶▶ **拔罐法**

背部：曲垣、膈俞、肝俞、胆俞。

胸腹部：日月、梁门、太乙、章门。

下肢部：足三里、胆囊穴。

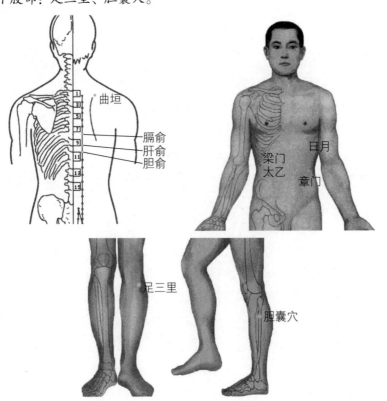

前列腺增生

前列腺肥大又称前列腺增生或前列腺良性肥大，是一种老年男性的常见病。

一般认为前列腺增生与性激素的代谢有密切关系，随着年龄的增长，睾丸功能逐步衰退，一些原来在前列腺内并不太多的双氢睾丸酮的数量会骤然增加，这一过量的激素会刺激前列腺组织的增生。另外，性生活过度、前列腺与泌尿道梗阻、酗酒、过多食用刺激性食物、睾丸病变等因素也与本病的发病有关。

症状诊断

前列腺肥大一般在50岁之后发生，当前列腺肥大不引起梗阻或梗阻较轻时，可全无症状。当梗阻达到一定程度时，才出现明显的临床症状。

尿频、尿失禁、排尿困难、血尿、尿潴留。

晚期患者，上述症状发展到一定程度后，尿液无法从膀胱排出，便可出现急性尿潴留。亦可因受寒、饮酒、疲劳、房事等，使本来已增生的前列腺进一步充血、水肿而加重，或者出现并发感染或尿毒症、脱肛、便血、肺气肿等。

中医治疗

中医根据症状及脉象将本病分型，然后进行辨证论治。

●肾阳虚衰型：症见排尿困难，滴沥不畅，白昼小便频数，尿色清白，神疲倦怠，腰冷膝软，阴囊或阴茎冷缩，口不渴，且舌淡苔薄或白，舌体胖嫩，脉沉细。适宜用温补肾阳、化气行水的方法治疗。

参考方药：车前子（包煎）、仙茅、仙灵脾、山药各10克，制附子5克，肉桂3克，鹿角片6克。

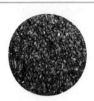

车前子　　　　仙茅　　　　仙灵脾　　　　鹿角片

●**肝郁气滞型**：症见小便不通，胸胁胀满，少腹胀满，心烦善怒，且舌红苔薄黄，脉弦数。适宜用疏肝解郁、通利水道的方法治疗。

参考方药：柴胡、白芍、冬葵子、当归、王不留行各10克，沉香6克，金钱草30克。

冬葵子　　　王不留行　　　沉香　　　　金钱草

●**瘀血内阻型**：症见尿如细线或尿流分叉，排尿时间延长，或排尿分几段排出，尿道涩痛，会阴胀满，且舌质紫暗边有瘀斑、苔白腻，脉涩。适宜用活血化瘀、通利小便的方法治疗。

参考方药：桃仁、苏木、白芍、熟地各10克，川芎、红花各5克，水蛭3克。

   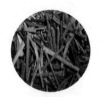

熟地　　　　川芎　　　　水蛭　　　　苏木

●**中气不足型**：症见有尿意而难解或点滴排出，甚至不通，小腹坠胀，面色萎黄，气短懒言，食入则胀，且舌淡胖苔白、边有齿痕，脉沉弱。适宜用补中益气、通调水道的方法治疗。

参考方药：党参、炙甘草、白术、当归、茯苓各10克，升麻、柴胡各5克，陈皮6克，生黄芪20克。

中医传统疗法

▶▶ 拔罐法

背部：命门、上髎、次髎、膀胱俞。

腹部：关元、中极。

下肢部：阴陵泉、三阴交、太溪。

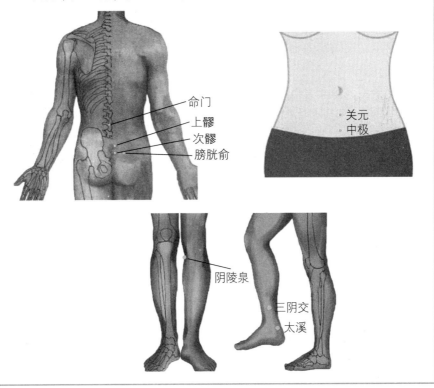

●温馨提示

加强体育锻炼，提高抵抗疾病的能力。

注意调节情志，要保持心情舒畅，避免忧思烦恼，另外切忌纵欲房劳。

注意调节饮食，不要过食肥甘刺激之物，以免湿热内生。

胆石症

胆石症是结石停留在胆管系统内所形成的疾病，包括胆囊结石和胆管结石，是胆管系统最常见的疾病。

胆石症的形成与胆管蛔虫、胆管感染、代谢障碍、胆汁淤滞及自主神经功能紊乱等因素有关。

胆结石按其主要成分可分为胆色素结石、胆固醇结石及混合性结石三类。

胆囊结石多为胆固醇或者以胆固醇为主的混合性结石。

胆管结石多为胆红素结石或以胆红素为主的混合性结石。

症状诊断

胆石症急性发作时，以急性腹绞痛起病，疼痛局限于右上腹，且进行性加重并常向右肩胛下放射，常伴有恶心、呕吐、发热、黄疸等症状。慢性胆囊炎、胆石症可有右上腹不适或疼痛，伴有嗳气、腹胀、恶心、厌油腻等消化道症状。

中医治疗

本病属于中医"胁痛""黄疸"等病范畴。

中医根据症状及脉象分型，然后进行辨证论治。

●肝胆湿热型：症见右上腹剧烈痛急发，甚则胁下触及包块，胸腹满痛，恶心，呕吐黄苦水，恶寒发热，口渴不欲饮，小便赤黄，大便不爽或现黄疸，且舌红苔黄腻，脉弦滑或弦数。适宜用清热利湿、疏肝利胆的方法治疗。

参考方药：茵陈12克、栀子10克、生大黄10克、龙胆草10克、柴胡10克、黄芩10克、木通8克、泽泻10克、生甘草6克、枳壳10克、郁金10克、车前子10克。

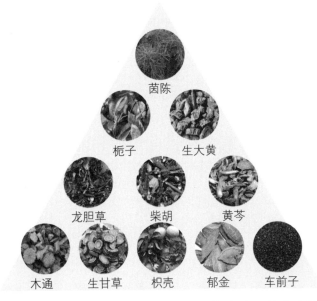

茵陈

栀子　　　生大黄

龙胆草　　柴胡　　　黄芩

木通　　生甘草　　枳壳　　郁金　　车前子

●**热毒炽盛型**：症见除具有肝胆火热、湿热症外，且有右胁剧痛难忍拒按，喜右侧蜷卧，高热寒颤，烦躁不安等。热入营血，则可神昏谵语，痉厥，甚至鼻衄、呕血、黑便、尿血、肌肤出血，且舌质红绛、苔黄燥，脉滑数或弦数。适宜用清热解毒、凉血开窍的方法治疗。

可用中成药：清开灵20毫升，加于5％葡萄糖液1000毫升中静脉滴注。

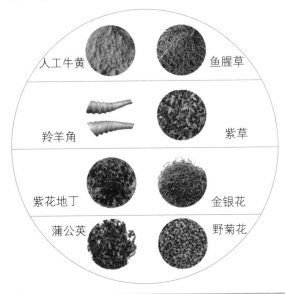

人工牛黄　　　　　鱼腥草

羚羊角　　　　　紫草

紫花地丁　　　　金银花

蒲公英　　　　野菊花

参考方药：金银花15克、蒲公英12克、野菊花10克、紫花地丁10克、紫草10克、连翘12克、鱼腥草10克、黄芩10克、柴胡10克、栀子10克、羚羊角3克、人工牛黄1克、茵陈12克、郁金10克、生大黄10克。

●肝胆气滞型：症见右胁胀痛或窜痛，脘腹痞满，胸闷不舒，暖气欲呕，不思饮食，大便稀薄，口苦咽干，且舌边尖红、苔薄白或薄黄，脉弦缓或弦细。适宜用疏肝解郁、理气止痛的方法治疗。

可用中成药：消炎利胆片。

参考方药：柴胡10克、白芍12克、枳实10克、川芎10克、陈皮10克、香附10克、生甘草6克、蒲公英10克、郁金10克。

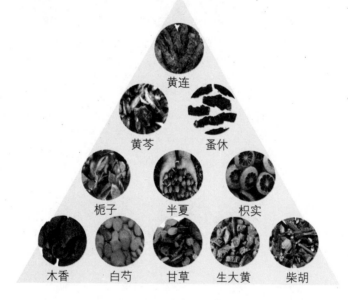

黄连

黄芩　蚤休

栀子　半夏　枳实

木香　白芍　甘草　生大黄　柴胡

急性乳腺炎

急性乳腺炎是因乳头裂伤或乳汁潴留后，由细菌侵入继发感染而引起的急性化脓性炎症。中医称为"乳痈"。

本病多见于生产哺乳期的妇女，尤以初产妇居多。

症状诊断

最初感觉乳房胀痛，患处变硬。表面皮肤红热，可伴有发热等全身表现。炎症继续发展，则上述征象加重，此时疼痛呈搏动性，患者可有寒战、高热，脉搏加快症状。

肿块常在数天内软化而形成脓肿，触之有波动感。患侧腋窝淋巴结肿大，并有压痛。

具体来说，在不同阶段其症状也不一样。

炎症浸润期：乳房增大，红肿胀痛，局部触摸有热、硬感，压痛。患侧腋窝淋巴结肿大、疼痛，伴有高热、寒战等中毒症状。

脓肿期：乳房肿处呈持续状灼痛，如脓肿表浅，可摸到波动感。但深部的脓肿或较肥大的乳房常不易摸到波动感，需进行局麻穿刺方可诊断有无脓肿形成。并伴有高热不退等症状。

中医治疗

中医根据症状及脉象将本病分型，然后进行辨证论治。

本病属中医"乳痈"范畴，可分以下三型辨证治疗。

初期

治法：疏肝清胃，通乳消肿。

方药：柴胡10克、黄芩10克、半夏10克、牛蒡子10克、连翘15克、山栀子10克、夏枯草15克、瓜蒌15克、金银花30克、天花粉15克、当归15克、漏芦10克、王不留行10克。

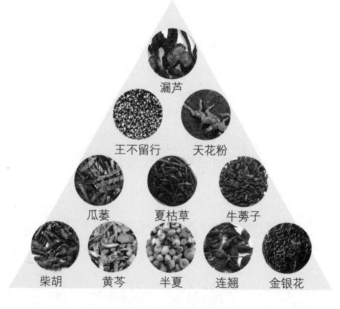

漏芦

王不留行　　天花粉

瓜蒌　　夏枯草　　牛蒡子

柴胡　　黄芩　　半夏　　连翘　　金银花

气郁胸闷者，加川楝子10克、枳壳10克。

恶露未尽者，除山栀子、夏枯草外，加益母草30克、川芎10克。

回乳加焦山楂10克、炒麦芽30克。

乳房肿痛甚者，加乳香、没药各5克、赤芍15克。

成脓期

治法：清热解毒，托里透脓。

方药：金银花20克、连翘15克、蒲公英30克、地丁20克、当归尾10克、生黄芪20克、川芎10克、炮甲片10克、丹参20克、生石膏（先煎）20克、皂角刺10克、柴胡10克。

皂角刺　　生石膏　　炮甲片　　当归尾

溃后期

治法：益气和血，驱除余邪。

方药：黄芪20克、当归10克、党参15克、生白术10克、赤白芍10克、生香附10克、甘草10克、金银花20克、红藤15克、川芎10克、丹参20克、鹿角霜（先煎）30克、柴胡10克、枳壳6克。

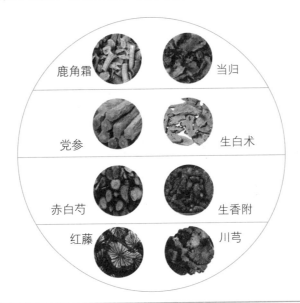

鹿角霜　　　当归

党参　　　生白术

赤白芍　　　生香附

红藤　　　川芎

中医传统疗法

▶ 按摩法

点按内关、合谷、肩井穴。点按的力量要大，每穴1～3分钟。

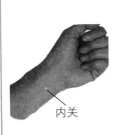

内关

合谷

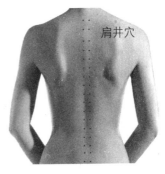

肩井穴

甲沟炎

指甲两侧甲沟部位的感染称为甲沟炎。手指、足趾均可发生，多由甲沟周围微小刺伤、挫伤、倒刺、修甲过短或嵌甲所引起。常见致病菌为金黄色葡萄球菌。

症状诊断

初起炎症多限于指（趾）甲一侧皮肤，出现红、肿、热、痛，可自行消退或进一步发展，可蔓延至甲根部及对侧甲沟皮下组织，形成半环形肿胀。

化脓时可有黄白色脓点，可形成甲下脓肿而形成甲分离，疼痛加剧，可自行破溃，但常经久不愈。感染蔓延至甲床时，局部积脓可使整个指（趾）甲浮起、脱落，甚至造成慢性指（趾）骨骨髓炎。

中医治疗

●初期：手部感染乃火毒之证，热势凶猛，宜重用消法，应清热解毒，活血消肿为主。内服五味消毒饮加味。

●溃脓期：脓出不畅者，上方加白芷、桔梗、天花粉、皂角刺。

●后期：一般不宜用补法，如虚像明显，只可平补，忌用温补之药。

白芷

天花粉

皂角刺

桔梗

急性阑尾炎

急性阑尾炎是由于各种原因引起的阑尾急性化脓性感染。其病因可由阑尾腔梗阻、细菌感染等引起，常见的致病菌为大肠杆菌、肠球菌和厌氧菌。阑尾腔梗阻以后，黏液在腔内瘀积。

原存在于腔内有毒性的细菌繁殖，从而引起炎性病变。也有人认为并非原存在于腔内的细菌繁殖，而是邻近器官或血液、淋巴液中的细菌从外而来侵袭阑尾，引起炎症。

症状诊断

典型的急性阑尾炎表现为突然发作的上腹部或脐周围疼痛，接着出现短暂的恶心和呕吐。

几小时后，疼痛转移至右下腹。右下腹可有压痛和反跳痛，咳嗽时有局限性疼痛，低热。

中医治疗

中医根据症状及脉象将本病分型，然后进行辨证论治。

◎**热毒期**：症见腹痛剧烈，腹肌紧硬，肿块拒按，大便秘结，壮热烦躁，且舌质绛红、苔焦黄，脉滑数。适宜用通腑排脓、养阴清热的方法治疗。

参考方药：生大黄9克（后下）、芒硝9克（冲服）、枳实9克、虎杖10克、厚朴9克、玄参12克、生地12克、牡丹皮10克、生薏苡仁30克、木香10克、败酱草15克、人工牛黄1克、桃仁9克。

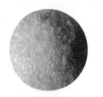
芒硝

虎杖

牡丹皮

败酱草

◎蕴热期：症见右下腹痛剧烈，少腹硬满拒按，可摸到肿块，壮热便秘，呕恶腹胀，且舌质红、苔黄厚腻，脉洪数。适宜用通腑泄热、解毒透脓的方法治疗。

参考方药：紫花地丁15克、金银花15克、红藤15克、乳香9克、冬瓜仁20克、没药9克、生大黄9克、赤芍12克、玄胡9克、连翘12克、败酱草15克。

紫花地丁

乳香

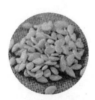
冬瓜仁

玄胡

◎瘀滞期：症见右下腹疼痛，阵发性加剧，痛有定处，发热，恶心呕吐，腹胀便秘，且舌苔薄黄，脉弦数。适宜用通里攻下、解毒行瘀的方法治疗。

参考方药：生大黄9克（后下）、牡丹皮12克、芒硝9克（冲）、生薏苡仁15克、桃仁9克、冬瓜仁30克、败酱草15克、红藤15克、蒲公英15克、丹参12克、木香9克。

木香

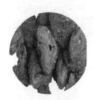
生大黄

生薏苡仁

蒲公英

脑震荡

脑震荡是一种较为轻微的脑损伤，常与意外伤害有关，一般是颅脑外伤后立即发生，脑组织无器质性损害或局部组织学改变。

症状诊断

有逆行性健忘，清醒后对受伤前的情况及受伤当时的经过不能回忆。常见症状有头痛、头晕、恶心、呕吐，有的还有失眠、心悸、情绪不稳、记忆和思维能力下降等。

以上症状一般在一周左右会逐渐消失，个别人时间延长。

中医治疗

中医辨证论治，脑震荡后昏迷不醒者，使用开窍法，及时灌服苏合香丸；兼有头晕、恶心、呕吐者，使用降浊法，方用柴胡细辛汤，即柴胡10克，细辛6克，薄荷6克，归尾15克，蟅虫4.5克，丹参30克，制半夏10克，川芎10克，泽兰叶10克，黄连6克。

细辛　　　　　　归尾　　　　　　制半夏　　　　　　泽兰叶

头痛头晕、抽搐为主者，治以熄风法，方用天麻决明汤，即天麻10克，石决明15克，钩藤12克，桑寄生15克，白僵蚕12克，焦山栀10克，干生地15克，川牛膝6克，牡蛎30克，生甘草6克。

川牛膝

白僵蚕

焦山栀

桑寄生

如头痛剧烈，加蔓荆子10克，白芷6克，藁本10克；头晕明显，加山羊角片12克，生白芍10克；夜寐不安，加酸枣仁10克，夜交藤12克，合欢花10克；烦躁不宁，加北秫米15克，磁石20克；伴有恶心，加姜半夏10克，姜汁黄连15克，淡竹叶10克。

加蔓荆子

藁本

北秫米

姜汁黄连

中医传统疗法

针灸对昏迷者可取人中、十宣、涌泉强刺激，间歇运针，留针30～60分钟。头痛剧烈者，穴取百会、合谷、印堂、足三里、三阴交，强刺激后可留针15～30分钟，待头痛稍减时，再次捻转刺激。

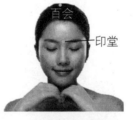
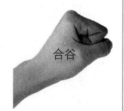
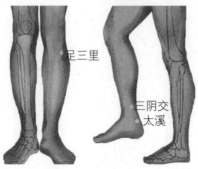

粘连性肠梗阻

肠梗阻是指肠内容物不能正常运行或通过发生障碍。其中机械性肠梗阻最常见，有粘连性肠梗阻、蛔虫性肠梗阻、肠扭转、肠套叠等。机械性肠梗阻又分为十二指肠、空回肠（小肠）及大肠梗阻。它由两种类型组成：单纯性和坏疽型。前者血供未受影响，后者肠段的动脉和静脉血流被阻断。

症状诊断

有阵发性腹部疼痛，伴腹胀、呕吐、排气排便停止，可见肠型和蠕动波，有肠鸣音亢进。

当出现持续性腹痛、腹膜刺激征、血便、发热及休克者应考虑绞窄性肠梗阻。常伴水、电解质紊乱。

中医治疗

中医根据症状及脉象分型，然后进行辨证论治。

本病属于中医"腹痛、呕吐、便秘"等病范畴。

◎血瘀气滞型：症见腹部持续疼痛，胀气较甚，或痛处固定不移，痛而拒按，呕吐，大便闭，且舌质紫暗、苔白或黄，脉弦细。适宜用活血化瘀、行气止痛的方法治疗。

参考方药：小茴香10克、血竭5克、延胡索10克、没药6克、当归10克、川芎10克、官桂6克、赤芍10克、生蒲黄10克、五灵脂6克、木香10克、香附10克。

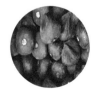

| 小茴香 | 血竭 | 延胡索 | 官桂 |

◎**热结腑实型：**症见腹痛突发，疼痛剧烈而拒按，肠鸣有声，呕吐食物，口干口苦，大便秘结，且苔黄腻，脉洪大或滑数。适宜用泻热通腑，荡涤积滞的方法治疗。

参考方药：生大黄10克、枳实10克、芒硝10克、厚朴10克。

生大黄　　　　　　枳实　　　　　　芒硝　　　　　　厚朴

◎**寒邪直中型：**症见突然腹中绞痛，可触及包块，疼痛拒按，恶寒，面色青冷，且舌质淡而暗、苔白润，脉沉紧。适宜用温中散寒，缓解止痛的方法治疗。

参考方药：生大黄10克、熟附子10克、细辛3克、枳实10克、厚朴10克、芒硝20克。

中医传统疗法

▶▶ **拔罐法**

腹部：天枢。

上肢部：内关。

下肢部：足三里、阑尾穴、上巨虚。

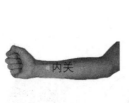 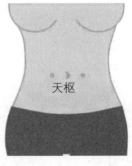 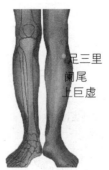

内关　　　　　　天枢　　　　　足三里　阑尾　上巨虚

肛瘘

肛瘘是在肛门、肛管和盲肠下部周围的瘘管，约占肛门直肠疾病的1/4。

肛瘘多由肛管直肠周围脓肿溃破或切开引流后形成。大多数是非特异性感染，少数是结核性感染。

症状诊断

间断性肿胀、疼痛。

瘘口溢脓，脓液稀薄，或多或少，时有时无，或排气，或有粪便流出。急性炎症期溢脓较多，脓稠浊带有臭味，伴有发热。

肛周由于脓液刺激，局部潮湿、瘙痒，可见湿疹样改变。

可有复杂性肛瘘，肛管纤维化狭窄。

中 医 治 疗

中医根据症状及脉象分型，然后进行辨证论治。

●阴虚火旺型：症见肛门局部溃疡经久不愈，红肿热痛不明显，溃脓稀薄，时有时无。伴见周身乏力倦怠，时低热，口干少饮，且舌偏红，苔黄偏干，脉细微数。适宜用滋阴除热除湿的方法治疗。

参考方药：青蒿15克、生地10克、地骨皮10克、鳖甲（先煎）30克、苍白术10克、黄柏10克、牛膝10克、甘草5克，胡黄连、山药、泽兰泻、丹皮、夏枯草各15克。

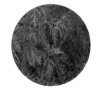

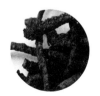

青蒿　　　　鳖甲　　　　黄柏　　　　胡黄连

如气血虚者，可服中成药人参养荣丸、十全大补丸、人参归脾丸等。

●**下焦湿热型：**症见肛门局部红肿热痛，大便秘结，里急后重，小便短赤，溃脓稠厚，伴有发热，周身困重，且舌红苔黄腻，脉弦滑数。适宜用清利湿热，通便消肿的方法治疗。

参考方药：黄柏15克、苍术10克、牛膝10克、滑石15克、木通10克、大黄10克、山栀子10克、草薢10克、蒲公英30克、蚤休30克、丹皮15克。

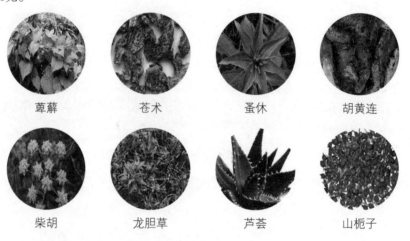

| 草薢 | 苍术 | 蚤休 | 胡黄连 |
| 柴胡 | 龙胆草 | 芦荟 | 山栀子 |

●**温馨提示**

日常预防：锻炼身体、增强体质、提高抗病能力。

合理饮食、预防消化系统疾病，及时治疗慢性疾病，如慢性腹泻、习惯性便秘等。

直肠息肉

直肠息肉是直肠内壁突起的肿物，一般较软，可单发或多发。

此病与遗传因素有关，称家族性息肉病。但更多的是由腺瘤、非肿瘤的组织增生、慢性炎症等导致。

症状诊断

便血是本病的主要症状，多是便后出血，鲜红，量不多，血常染在粪便外，有时可有大量出血，可引起贫血。

肿物可脱出肛门外，特别是位于直肠下段的带蒂息肉，呈鲜红色，樱桃状，便后可自行复位。

黏液血便，主要是排出黏液，有时不排便时也排黏液，可伴里急后重，出血多为晚期表现，可有恶变。

中医治疗

治宜清热祛湿，活血祛瘀，软坚散结为主，适用于治疗肠道多发性息肉，可选用以下方法：

（1）半枝莲30g，山豆根12g，诃子15g，苡仁15g，白花蛇舌草20g，黄芪30g，白术15g，水煎服。

| 半枝莲 | 山豆根 | 苡仁 | 白花蛇舌草 |

如腹痛加延胡索8g，橘核10g，茴香5g；腹泻加黄连5g，马齿苋30g；便血加地榆15g，槐角10g，炒荆芥10g；体虚脾弱加党参、当归、怀山药、麦芽、山楂10g，鸡内金(研末服)3g。

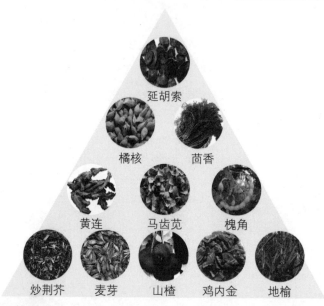

延胡索

橘核　　　茴香

黄连　　　马齿苋　　　槐角

炒荆芥　　麦芽　　山楂　　鸡内金　　地榆

（2）紫花地丁15g，蒲公英15g，半边莲30g，生地榆9g，白花蛇舌草30g，桃仁9g，石见穿12g，黄药子12g，炙甘草6g，干蟾皮粉(冲服)3g，水煎服。

（3）乌梅250g（去核，炒成炭），僵蚕250g，蜂蜜500g，做成蜜丸，每丸重9g。每次9g，每日3次。

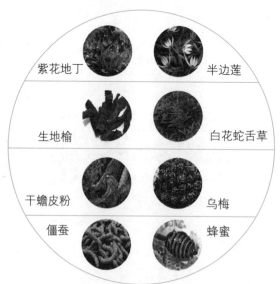

紫花地丁　　　　　半边莲

生地榆　　　　　白花蛇舌草

干蟾皮粉　　　　　乌梅

僵蚕　　　　　蜂蜜

内痔

内痔是盲肠下端黏膜下肛管皮肤下的静脉丛扩大、曲张而形成的静脉团。

直肠肛管位于人体下部，长期的站立、久坐使下部静脉回流困难，直肠静脉无静脉瓣以及直肠上、下静脉丛壁薄位浅都是内痔形成的基础。

症状诊断

排便出血：为内痔早期症状，轻者大便表面带血，继而滴血，重者可喷射状出血。便秘、便干，饮酒或刺激性食物常引发出血。长期出血可继发贫血。

痔块脱出：轻者可回纳，重者不能回纳。不能回纳可形成嵌顿、坏死，多为晚期。

疼痛：无并发内痔、无疼痛，有时仅有肛门坠胀感。当内痔嵌顿、栓塞、水肿、感染、坏死时，疼痛才会出现。

肛门瘙痒：内痔常脱出，直肠黏膜分泌增加，刺激肛门外皮肤引起瘙痒，甚则湿疹。

中医治疗

中医根据症状及脉象分型，然后进行辨证论治。

●瘀滞型：症见痔核初发，黏膜瘀血，肛门瘙痒不适，伴有异物感，或轻微便血，瘀阻作痛，且舌暗，脉弦涩，适宜用活血祛瘀的方法治疗。

可用痔疮内消丸、少腹逐瘀丸、消痔丸等；外用痔疮膏、化痔栓。

●湿热型：症见肛门坠胀灼痛，便血，大便干结，小便短赤，口干苦，且舌边尖红，苔黄厚腻，脉弦数。适宜用清热化湿，凉血止血的方法治疗。

可服地榆槐角丸、肠风槐角丸、脏连丸等；便秘加服脾约麻仁丸；外用马应龙麝香痔疮膏、九华膏、野菊花栓。

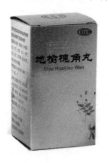 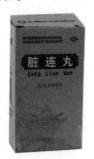

●血虚型：症见便血日久，眩晕耳鸣，心悸乏力，面色㿠白，且舌淡苔白，脉沉细。适宜用补血止血的方法治疗。

可用归脾丸、阿胶补血膏等；年老体虚，痔核脱出难以回复者，可服补中益气丸。

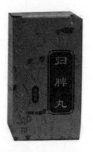 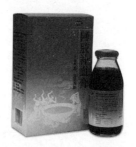

● 温馨提示

饮食调理：注意饮食卫生，避免暴饮暴食。多喝开水，多吃蔬菜、水果，特别是含纤维多的蔬菜，如芹菜、白菜、菠菜、丝瓜、香蕉等。也可常吃猪大肠、黑木耳。

对从事久坐久立工作的人，在工作一段时间后，应走动走动，变换体位，以促进血液循环，减少盆腔充血和痔静脉瘀血。

保持肛门清洁，常用温水清洗，勤换内裤。节制性生活，注意性交的清洁卫生。

肛裂

肛裂是肛管皮肤全层裂开，继发感染而形成的慢性溃疡。

肛裂发生于长期便秘的人。由于大便干硬，排便时用力又猛，因此排出时裂伤肛管皮肤。反复损伤使裂伤深及全层皮肤无法愈合，肛管后正中部位皮肤较为固定，再加上此处成角的弯度，使之易受损伤，成为肛裂常见部位。肛裂形成后，必然继发感染，因此更不易愈合。

症状诊断

发作过程有特殊性疼痛周期，即排便时疼痛，间歇期为括约肌挛缩痛，常伴少量鲜血滴出。疼痛常使患者恐惧排便，原来的便秘更为加重。

中医治疗

本病中医亦称肛裂，多由血热肠燥，症见排便时疼痛、出血、便秘、苔黄脉数。

治宜清热润燥通便。可服润肠片、槐角丸、麻仁丸等。外涂生肌玉红膏、生肌白玉膏。

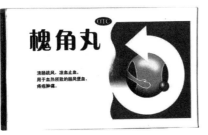
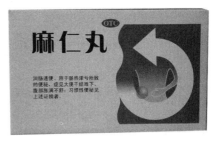

破伤风

本病是由破伤风杆菌从伤口侵入并在体内繁殖，分泌大量外毒素引起的急性感染。

症状诊断

前驱症状为疲乏无力，头晕、头痛、嚼肌紧张酸胀及烦躁不安等。一日左右出现肌肉强烈收缩，张口困难，牙关紧闭，呈苦笑面容。随后有角弓反张，腹肌硬如木板。痉挛可自发，或因声、光或触动诱发，发作时常伴剧烈疼痛，可有肌肉断裂，甚至骨折，但神志清楚。持续时间数秒至数分钟，间歇期全身肌肉仍有紧张强直，严重者可频繁发作或呈持续状态。发作后大汗淋漓，十分惊恐。

可伴尿潴留、酸中毒及循环衰竭，可造成呼吸停止或死亡。

可并发骨折、尿潴留、呼吸停止、窒息、肺部感染、酸中毒、循环衰竭等。

中医治疗

中医根据症状及脉象分型，然后进行辨证论治。

发作期

●**风痰入络，痰阻发痉型**：症见张口困难或牙关紧闭，局部或全身性肌肉痉挛较轻，抽搐次数较少，持续时间较短，且舌苔黄，脉数者为轻型。适宜用祛风镇痉、化痰通络的方法治疗。可用追风汤。

●**风毒热结，痰火发痉型**：症见牙关紧闭，角弓反张，频繁而间歇期短的全身肌肉痉挛，高热、便秘，且舌红，苔黄，脉数者为重型。适宜用祛风镇痉，解毒化痰的方法治疗。

恢复期

●邪退正伤型：症见痉挛抽搐停止，唯牙关尚觉不舒，四肢屈伸不利，倦怠，食少，且舌质红，苔薄白，脉细弱时为恢复期。适宜用扶正健脾，舒筋通络的方法治疗。

参考方药：黄芪、党参、当归、鸡血藤、伸筋草各15克，桑枝30克，木瓜、葛根、白芍、白术、陈皮各10克，甘草6克。

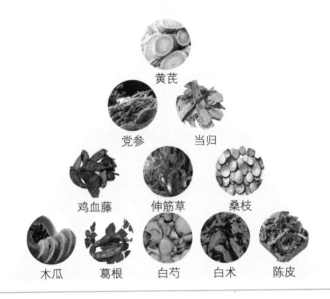

黄芪

党参　当归

鸡血藤　伸筋草　桑枝

木瓜　葛根　白芍　白术　陈皮

●温馨提示

自动免疫：最可靠的预防方法是注射破伤风类毒素。小儿普遍推行百日咳、白喉、破伤风混合疫苗注射，皮下注射3次，第1次0.5毫升，以后每次1毫升。两次间隔4～6周。第2年再注射1毫升作为强化，可保持5～10年。每5～10年重复强化注射1毫升。

被动免疫：伤后尽早肌内注射抗破伤风毒素1500单位，伤口污染严重或受伤超过12小时剂量应加倍，必要时2～3日后再注射1次。用前应作过敏试验，必要时采用脱敏注射法。破伤风免疫球蛋白250～500单位，肌内注射效果更好。

患者应单间隔离，避免各种声光刺激。并加强护理，预防交叉感染。

伤口的处理同治疗措施中的伤口处理原则。这是最为重要的预防措施之一。

热烧伤

热烧伤是指单纯高温造成的烧伤。一般因火焰、热水及蒸汽所致。

症状诊断

一般轻微烧伤出现红肿、起疱等症状。

大面积的烧伤除造成人体皮肤损伤之外，还会造成循环系统、多脏器功能、免疫系统、机体代谢、电解质平衡等一系列紊乱和功能障碍。可并发休克、脓毒血症、肺部感染和急性呼吸衰竭、急性肾功能衰竭、应激性溃疡和胃扩张、脑水肿或肝坏死等。

中医治疗

以清热解毒、凉血滋阴、益气养血等方法进行辨证论治。

● 温馨提示

平时应避免接触烧伤源，应做好安全防护，时刻注意安全。

病期要加强护理，减少并发症和后遗症，尤其是特殊部位，如头、面、颈部烧伤，手烧伤，吸入性呼吸道烧伤及眼、耳部烧伤，护理十分重要。

预防肺炎、急性肾衰、化脓性血栓静脉炎、应激性溃疡及多脏器功能衰竭等并发症。

这是大面积烧伤患者整个治疗过程中均应注意的重要环节，应做到及早发现、及早处理。

化学烧伤

化学烧伤包括酸烧伤、碱烧伤和磷烧伤等。

因为日常生活中较多接触强酸和强碱，所以只介绍酸烧伤和碱烧伤。

症状诊断

酸烧伤：

高浓度强酸如硫酸、硝酸、盐酸可使组织细胞脱水、蛋白变性、沉淀、凝固，迅速形成的结痂起到限制其向深部侵蚀的作用。

碱烧伤：

强碱如氢氧化钠、氢氧化钾等能使组织细胞脱水，还与蛋白形成可溶性碱蛋白，脂肪皂化，故致使损伤继续向深部组织发展。

中医治疗

热灼阴虚　养阴清肺汤加减：生地12克，麦冬12克，生甘草6克，玄参15克，丹皮12克，薄荷6克，白芍9克，木贼9克，蝉蜕6克，白蒺藜9克。若赤脉伸入黑睛者，为气滞血瘀，可改用归芍红花散加减：当归、赤芍、红花、生地、大黄、栀子、黄芩、连翘、甘草、白芷、防风。

 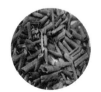

| 玄参 | 木贼 | 蝉蜕 | 白蒺藜 |

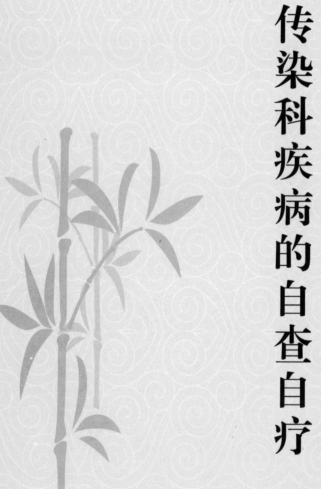

第四章

传染科疾病的自查自疗

流行性腮腺炎

流行性腮腺炎是一种腮腺炎病毒引起的急性呼吸道传染病，本病由腮腺炎病毒引起。传染源为早期病人和隐性感染者，主要通过呼吸道飞沫传播。

症状诊断

起病急，有发热、畏寒、头痛等感染中毒症状。一侧或双侧腮腺非化脓性肿痛，以耳垂为中心，触之有弹性感及轻度压痛，腮腺管口红肿。且可发生颌下腺炎、舌下腺炎、睾丸炎、脑膜脑炎、胰腺炎等。

不典型病例可无腮腺肿胀，而仅出现脑膜脑炎、睾丸炎、颌下腺炎或舌下腺炎。

成人可并发睾丸炎、卵巢炎、胰腺炎。儿童可并发脑膜炎、脑膜脑炎。偶可并发肾炎、心肌炎、乳腺炎、甲状腺炎、前列腺炎、胸膜炎、多发性神经炎等疾病。

小儿头痛剧烈，喷射性呕吐，睾丸疼痛等，可能是并发脑炎、睾丸炎，应及时就诊治疗。

中医治疗

中医根据症状及脉象分型，然后进行辨证论治。

中医中药可采用内外兼治法，用普济消毒饮加减，水煎服；板蓝根针剂2毫升，肌内注射，每日1～2次；腮腺炎片，每日6片，每日3次。

本病属于中医"温病"的范畴，是由于温毒之邪，从口鼻侵入，壅结少阳经络，郁结不散，肝胆之火上攻所致。

●温毒在表型：症见轻微发热恶寒，一侧或两侧耳下腮部漫肿疼痛，咀嚼不便，或有咽红，且舌苔薄白或淡黄、质红，脉浮数。适宜用疏风清热、散结消肿的方法治疗。

可用中成药：如意金黄散醋调外敷患处。

参考方药：金银花10克、连翘10克、牛蒡子10克、桔梗6克、板蓝根15克、柴胡10克、马勃6克、夏枯草10克、薄荷（后下）6克。

●热毒蕴结型：症见壮热烦躁，头痛，口渴饮水，食欲不振，或伴呕吐，腮部漫肿、胀痛，坚硬拒按，咀嚼困难，咽红肿痛，且舌红苔黄，脉象滑数。适宜用清热解毒、软坚散结的方法治疗。

参考方药：玄参10克、牛蒡子10克、菊花10克、黄芩10克、黄连1.5克、连翘10克、板蓝根15克、僵蚕10克、桔梗6克、赤芍10克、夏枯草10克。

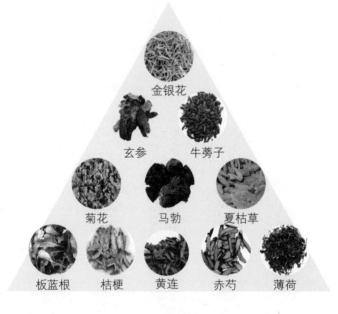

●邪陷心肝型：症见腮部尚未肿大或腮肿后5~7日，突然壮热，头痛项强，甚则嗜睡、昏迷、抽搐，且舌绛，脉数。适宜用清热解毒、熄风止痉的方法治疗。

可用中成药：紫雪散、至宝丹。

参考方药：黄芩10克、黄连3克、僵蚕10克、牛蒡子10克、板蓝根15克、全蝎3克、钩藤10克、蒲公英10克、夏枯草10克、羚羊角粉（分冲）1.5克。

●**邪毒引睾窜腹型**：症见睾丸一侧或两侧肿胀疼痛，伴发热，小腹疼痛，呕吐，且舌红，脉数。适宜用清泻肝火、活血止痛的方法治疗。

参考方药：龙胆草10克、山栀子6克、黄芩10克、柴胡10克、木通3克、当归10克、赤芍10克、玄胡10克、川楝子10克、桃仁10克。

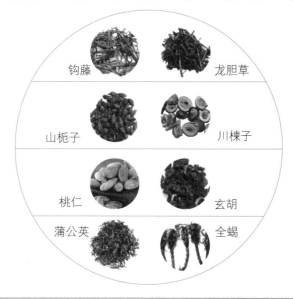

钩藤　龙胆草
山栀子　川楝子
桃仁　玄胡
蒲公英　全蝎

●**温馨提示**

发现患者应及时隔离治疗，并限制活动量，嘱其卧床休息。至腮肿消退5日左右为止，易感儿应检疫3周。

要多喝白开水。经常用淡盐水漱口，以保持口腔清洁。

患病期间要吃流质及软食，如绿豆粥、绿豆汤、大米粥或菜粥等。避免酸性食物和刺激性食物，如葱、姜、蒜、辣椒等。油腻食品尽量少吃或不吃，如巧克力、冰淇淋、油炸食品等。

腮腺炎大多预后良好，病死率为0.5%～2.3%。主要死于重症腮腺炎病毒性脑炎。

水痘

水痘是一种传染性很强，由水痘—带状疱疹病毒引起的急性传染病。

病人是主要的传染源，主要经呼吸道飞沫和直接接触传播，也可通过污染的用具传染。

水痘全年都可发病，以冬春两季较多。任何年龄皆可发生，以10岁以下小儿多见。一次患病，终身有免疫力。

症状诊断

发病急，伴有发热、咳嗽。发热当日出皮疹。皮疹起初为红色斑丘疹，24小时内变成水疱，开始呈透明状，以后渐混浊，周围有红晕。1～3日后疱疹结痂、脱落，一般不遗留瘢痕。水痘皮疹分批出现，同一部位可见各期皮疹。皮疹呈向心性分布，以躯干为多，头部、四肢较少。全身症状较轻，发病初起时尚有咳嗽、流涕等症状。

由于病情一般都很和缓，很少发生重大并发症，偶或见到皮肤及淋巴结感染、肺炎和中耳炎。中枢神经系统的并发症很少见，多在皮疹发作时出现，一般能完全复原，少数患儿留有后遗症。

中医治疗

中医根据症状及脉象分型，然后进行辨证论治。

●风热轻证：症见发热轻微，或无发热，鼻塞流涕，伴有喷嚏及咳嗽，1～2日出疹，疹色红润，疱浆清亮，根盘红晕不明显，点粒稀疏，此起彼伏，以躯干为多，且舌苔薄白，脉浮数。适宜用疏风清热解毒的方法来进行治疗。

可用中成药：银翘解毒丸、桑菊感冒片、羚羊解毒丸等。

参考方药：银翘散。

●湿热重证：症见壮热烦渴，唇红而赤，痘疹稠密色紫暗，痘浆混浊不透亮，甚至口腔亦见疱疹，伴有口干欲饮，大便干结，小便短赤，舌苔黄厚而干，脉洪数或滑数。适宜用清热凉血解毒的方法来进行治疗。

参考方法：加味消毒饮。

细菌性痢疾

细菌性痢疾（简称菌痢）是痢疾杆菌（常见为福氏及宋氏杆菌）引起的急性肠道传染病。全年可有散发，夏秋较多。主要通过污染有病菌的食物、饮水、生活用品和手，经口感染。

症状诊断

起病急，突然畏寒，一般有高热，病初可有一定惊厥，也可低热。食欲减退，继以腹痛、腹泻、里急后重，左下腹压痛，肠鸣音活跃。初为稀便，而后转为黏液脓血便，排便次数多而量少，大便每日数次至十几次。轻者或乳儿大便可与一般腹泻相似。

中医治疗

中医根据症状及脉象分型，然后进行辨证论治。

按照中医的理论，急性菌痢相当于"湿热痢"；中毒性菌痢相当于"疫毒痢"；慢性菌痢相当于"虚寒痢"。

●急性菌痢：湿热痢。症见下痢赤白，腹部阵痛，里急后重，恶心呕吐，渴不思饮，小便短赤，且苔黄腻，脉濡数。适宜用清热利湿、理气和血的方法治疗。

可用香连丸、木香槟榔丸、抗菌痢片等。

●中毒性菌痢：疫毒痢。症见发病急骤，或起病不下痢，唯高热口渴，头痛烦躁，甚至昏迷抽搐，腹痛，里急后重明显，且舌质红绛，苔黄，脉滑数；严重者，四肢厥冷，脉微欲绝。适宜用清热解毒、凉血醒神的方法治疗。

可用穿心莲片、紫金锭、玉枢丹、紫雪丹、牛黄安宫丸等，病情严重者必须及时抢救治疗。

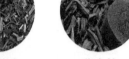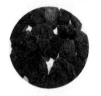

| 穿心莲片 | 紫金锭 | 玉枢丹 | 紫雪丹 |

●**慢性菌痢**：虚寒痢。症见下痢时发时止，或轻或重，发时便下脓血，腹痛喜温喜按，里急后重；平素大便或秘或溏，手足不温，倦怠畏寒，且舌质淡，苔白或腻，脉沉弱无力。适宜用温中祛寒、健脾化湿的方法治疗。

可用泻痢固肠丸、痢疾奇效丹等。

●**温馨提示**

传染源为急性、慢性菌痢者以及恢复期带菌者，早期发现，进行及时隔离和彻底治疗是预防的重点，并应搞好饮食卫生、水源保护、粪便管理及消灭苍蝇等。

食物要保持新鲜、清洁，在夏秋季节可常吃生大蒜或口服依链菌株活菌苗，该菌无致病力，但有保护效果，保护率达85％～100％。特别是对饮食业、儿童机构工作更应定期检查带菌状态。发现带菌者，立即予以治疗并调离工作。

慢性菌痢患者要起居有节，生活规律，以增进身体抵抗力，并对促成慢性菌痢的诱因（如寄生虫病、胃炎、胆囊炎、阑尾炎等）进行追查，予以适当的治疗。

痢疾患者因肠黏膜溃疡，故其饮食的一般原则是富含营养，易于消化，尽量减少对肠道的刺激。先用流质膳食、少渣半流质膳食，恢复期宜少渣软饭，最后用普通饭。

由于不同程度的吐、泻及毒血症状失水较多，故应多喝水，使每日排尿量在1000毫升以上。如呕吐严重，可暂停食物，减轻胃肠负担，给予静脉输液以补充所失水分及电解质。

病毒性肝炎

病毒性肝炎是由肝炎病毒引起的，以肝细胞损害为主的全身性传染病。

其主要病变为肝细胞变性、坏死及肝脏间质炎性浸润。

具有传染性强、传播途径复杂、流行面广泛、发病率较高等特点。此病临床可分为急性肝炎、慢性肝炎、重症肝炎、瘀胆型肝炎等。

目前已知肝炎病毒分甲型（HAV）、乙型（HBV）、丙型（HCV）、丁型（HDV）及戊型（HEV）。甲、戊型肝炎主要通过消化道传播，乙、丙、丁三型主要经过肠道外途径传播。

症状诊断

典型症状为肝区疼痛、乏力、食欲不振、恶心、厌油腻、腹胀、便溏等，部分患者可出现发热，黄疸。

中医治疗

中医根据症状及脉象分型，然后进行辨证论治。

●气血两虚型：症见胁肋隐痛，脘腹痞胀，口淡无味，纳食不香，神疲乏力，头晕目眩，面色萎黄或苍白，大便溏薄，且舌质淡、苔薄白，脉象弦细。适宜用养血益气、疏肝健脾的方法治疗。

可用中成药：八珍丸。

参考方药：当归12克、白芍12克、阿胶9克、党参12克、白术12克、茯苓9克、陈皮9克、半夏9克、柴胡9克、川楝子9克、砂仁5克、甘草6克。

川楝子

阿胶

茯苓

陈皮

●肝郁化火型：症见胁下胀痛，走窜不定，急躁易怒，胸闷不适，嗳气频作，食欲减退，妇女伴乳胀，月经不调，且舌质红苔薄，脉象弦。适宜用疏肝清热、理气宽中的方法治疗。

可用中成药：柴胡疏肝丸、慢肝解郁胶囊。

参考方药：柴胡12克、赤芍12克、夏枯草12克、香附9克、枳壳12克、郁金12克、陈皮9克、川芎9克、川楝子12克、鸡骨草10克、甘草6克。

夏枯草

鸡骨草

川芎

川楝子

●湿热挟瘀型：症见身目发黄，其色晦暗，持续不退，皮肤瘙痒，右胁疼痛，按之痛甚，面色青紫，低热绵绵，口苦黏腻，且舌质紫黯有瘀斑、苔厚腻，脉象弦细而涩。适宜用清热利湿、活血通络的方法治疗。

可用中成药：肝友胶囊。

参考方药：桃仁9克、红花9克、当归15克、川芎12克、赤芍10克、生地12克、丹参15克、茵陈15克、青皮10克、郁金9克、泽泻10克、大黄6克。

茵陈

郁金

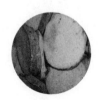
泽泻

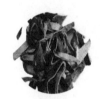
青皮

病毒性胃肠炎

病毒性胃肠炎可由多种细菌或病毒所引起，最常见者为轮状病毒、诺沃克样病毒，其他病毒如肠腺病毒、星状病毒和嵌杯状病毒也可成为病原。

本病常见于夏秋季，其发生多由于饮食不当，暴饮暴食，或吃了生冷腐馊、秽浊不洁的食物。婴幼儿或儿童发病率较高。

症状诊断

由于主要病理变化为胃黏膜呈急性炎症、水肿、充血及分泌物增加。一般起病急，以腹痛、腹泻、恶心、呕吐为主要症状。

腹部阵发性绞痛并有腹泻，每日数次至数十次，水样便，黄色或黄绿色，含少量黏液，一般持续1～2周后缓解。

可有低至中度发热、头痛、周身乏力及上呼吸道感染症状。重症腹泻患儿有脱水、酸中毒和电解质紊乱等症状。

中医治疗

中医根据症状及脉象分型，然后进行辨证论治。

●积滞型：症见呕吐酸腐，嗳气饱胀，腹痛泄泻，粪便异臭，泻后痛减，腹满厌食，且舌苔厚腻，脉弦滑。多因暴饮暴食所致，适宜用消食导滞和中的方法治疗。可用保和丸治疗。

●虚寒型：症见吐泻频频，腹痛喜热喜按，面色苍白，汗出肢冷，口不渴，且舌淡、苔白，脉沉迟或微细。多见于脾胃素弱者，适宜用温中散寒、补益脾胃的方法治疗。可用附子理中丸、参苓白术散等。

●寒湿型：症见恶心呕吐，腹痛肠鸣，腹泻便下清稀，不甚臭秽，胸膈痞闷，或兼恶寒、低热、肢冷，且舌苔白腻，脉象濡缓。多见于暑天过食生冷而发病，适宜用散寒燥湿、芳香化浊的方法治疗。可用藿香正气丸、六合定中丸等。

●暑湿型：症见吐泻频作，脘闷恶心，腹痛即泻，肛门灼热，吐泻物皆酸腐臭秽，大便黄褐，小便短赤，心烦口渴，可伴有发热，且舌苔黄腻，脉滑数。适宜用清暑化湿、调理肠胃的方法治疗。可用暑湿正气丸、周氏回生丹等。

●温馨提示

注意饮食卫生，尤其要防止水源和食物被带病毒的粪便污染。

急性胃肠炎患者应卧床休息，注意保暖，并保持居室环境的洁净卫生。

急性期患者常有呕吐、腹泻等症状，失水较多，因此需补充液体，可供给鲜果汁、藕粉、米汤、蛋汤等流质食物。

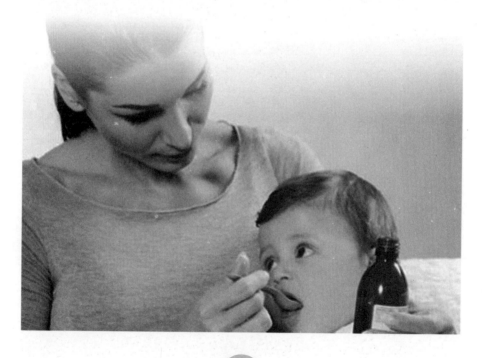

疟疾

疟疾是疟原虫所引起的传染病，雌性按蚊为传播媒介，疟疾病人和无症状的带虫者是唯一的传染源。

疟疾的潜伏期因病型不同而有所不同，有间日疟、三日疟、卵形疟和恶性疟4种。一般间日疟、卵形疟14日，三日疟80日，恶性疟12日。间日疟易于复发，可引起暴发流行。

症状诊断

有典型周期规律性发作的临床症状，如初起畏寒、寒颤、持续约半小时，继之出现高热，体温可升至40℃，持续2~6小时后周身大汗，体温渐降至正常。

其中，间日疟与三日疟的典型发作为周期性定时发作的寒颤、高热和大汗，恶性疟热型不规则，无明显间歇或有凶险发作。

发作寒颤时，常伴头痛、恶心、呕吐，持续约30分钟；接着出现高热，体温39.5~40℃，烦躁不安，重者出现谵妄，持续3~8小时；而后进入出汗期而大汗淋漓。全程发作6~10小时，间歇期无症状。

中医治疗

中医根据症状及脉象分型，然后进行辨证论治。

本病属于中医"疟疾""疟母""疫疟""劳疟""间日疟"等范畴。

●温疟：症见热多寒少，汗出不畅，头痛，骨节酸疼，口渴引饮，便秘尿赤，且舌红苔黄，脉弦数。适宜用清热解表、和解祛邪的方法治疗。

参考方药：生石膏30克、知母10克、桂枝10克、青蒿10克、甘草6克、柴胡10克。

●寒疟：症见热少寒多，口不渴，胸脘痞闷，神疲体倦，且苔白腻，脉弦。适宜用和解表里、温阳达邪的方法治疗。

参考方药：柴胡10克、黄芩10克、桂枝10克、干姜6克、天花粉10克、牡蛎（先煎）15克、甘草6克、常山10克、草果6克、槟榔10克。

| 青蒿 | 桂枝 | 知母 | 甘草 |

●正疟：症见寒战壮热，休作有时，先有呵欠乏力，继则寒栗鼓颔，寒罢则内外皆热，头痛面赤，口渴引饮，终则遍身汗出，热退身凉，且舌红、苔薄白或黄腻，脉弦。适宜用祛邪截疟、和解表里的方法治疗。

中药制剂：青蒿素首剂1克，第2、3日各0.5克。青蒿素水混悬剂，每毫升含100毫克，首剂肌内注射600毫克，第2、3日各300毫克。蒿甲醚首次肌内注射300毫克，第2、3日各150毫克。

参考方药：柴胡10克、黄芩10克、人参6克、甘草10克、半夏10克、常山10克、乌梅10克、槟榔10克、桃仁10克。

●劳疟：症见倦怠乏力、短气懒言、食少、面色萎黄、形体消瘦、遇劳则复发疟疾、寒热时作，且舌质淡，脉细无力。适宜用益气养血、扶正祛邪的方法治疗。

参考方药：何首乌10克、当归10克、陈皮10克、人参6克、青蒿10克、常山10克。

| 槟榔 | 乌梅 | 人参 | 何首乌 |

狂犬病

狂犬病是由狂犬病毒引起的一种累及中枢神经系统的人畜共患急性传染病。主要通过犬、狼等病兽咬伤而感染发病。

传染源主要是病犬，其次为猫和狼、狐狸、食血蝙蝠、臭鼬及浣熊等野生动物。近年来有多起报道，人被某些"健康"的犬、猫抓咬后而患狂犬病。一般认为，狂犬病病人很少感染他人。

病毒主要通过病兽直接咬伤、抓伤，而自皮肤破损处侵入体内，也可由染毒唾液经各种创口及黏膜而感染。

偶见因进食染毒肉类，或接触病兽毛皮、血、尿、乳汁或吸入含病毒气溶胶而感染发病。

症状诊断

狂犬病可分成潜伏期、前驱期、兴奋期和麻痹期，各期症状有所不同。

潜伏期：

潜伏期为10日至1年以上，一般为20~90日，超过3个月者约占15%。

前驱期：

多有低热、头痛、倦怠、周身不适、食欲不振、恶心、烦躁、恐惧不安，继而对痛、声、光、风等刺激敏感，并有咽喉紧缩感。较有诊断意义的早期征候是已愈合的伤口，伤口附近及其神经通路处有麻木、痒、痛等异常感觉，四肢有蚁行感。本期持续2~4日。

兴奋期：

患者逐渐进入高度兴奋状态，突出表现为极度恐怖、恐水、怕风、发作性咽肌痉挛、呼吸困难等。

麻痹期：

痉挛发作减少或停止，患者渐趋安静。肢体呈弛缓性瘫痪，亦可出现眼肌、颜面肌及咀嚼肌瘫痪症状。进而进入昏迷状态，会因呼吸和循环衰竭而迅速死亡。本期持续6~18小时。

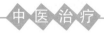

辨症： 狂犬病属于伤寒瘀血发狂范畴，总体辨症为风邪入血，最后造成瘀血积聚（蓄血症），病发前期以风为主，病发后以瘀为主，既有风毒，又有瘀。内经中血在上乱而喜忘，血在下其人如狂。瘀热在里，其人如狂。伤寒论就瘀血发狂病因病机确立了多个治疗方剂。治疗重点是辨证论治，随症而变。潜伏期以祛风发汗为主的方剂，严重期以破瘀散结为主的方剂，主要是"汗""消""下"，祛风、破瘀、解毒，狂犬症实为毒入血分，瘀血蓄热之症，排瘀下血乃为上乘治法，下淤血汤正和病机，是为顺治攻下法。

荆芥、防风、茯苓、枳壳、桔梗、前胡、柴胡、羌活、独活、川芎各10克；甘草5克。加紫竹根50~100克（紫竹根难找），无紫竹根用别的竹根代，量须加倍。

荆芥　　　　　防风　　　　　茯苓　　　　　独活

● 温馨提示

管理传染源，捕杀野犬，家犬应进行登记与疫苗接种。狂犬、狂猫及其他狂兽应立即击毙，并焚毁或深埋。被咬伤的家犬、家猫应设法捕获，隔离观察10日。对疑患狂犬病的犬、猫和在隔离期内死亡动物的脑组织，应封入冰瓶，速送防疫部门检验狂犬病毒。

对接触动物机会较多人员，可采用人二倍体细胞疫苗0.1毫升皮内或1毫升肌内注射，分别在第1日、第7日、第28日各接种1次。以后每2年再以0.1毫升皮内注射，作增强免疫。

狂犬病一旦发病，预后极差，虽有个别病例获得治愈，但病死率几近100%，尚需对此病积极探索有效的治疗措施。

百日咳

百日咳是由百日咳嗜血杆菌引起的急性呼吸道传染病。

本病主要通过飞沫传播，百日咳嗜血杆菌随飞沫进入呼吸道后，在喉部、气管、支气管黏膜繁殖并释放出内毒素，引起黏膜炎症，黏膜纤毛运动受阻，于是大量黏液和脓性分泌物积聚在支气管内，加之内毒素刺激呼吸道黏膜感受器，因而引起痉挛性咳嗽。

症状诊断

临床特征为阵发性痉挛性咳嗽后伴有较长的鸡鸣样吸气性吼声，病程长达2~3个月，故称百日咳。

四季均可发病，以冬春季节为多见。

发病开始酷似感冒，3~4日后流鼻涕、打喷嚏等症状渐消退，咳嗽日益加重，日轻夜重，呈阵发性，多伴有黏痰咳出和胃内容物被吐出。

常因进食、受冷、烟熏、哭叫等诱发。轻者一日数次，重者一日数十次。

中医治疗

中医根据症状及脉象分型，然后进行辨证论治。

本病中医称之为"顿咳""鹭鹚咳""疫咳"等，可分3期辨证施治。

●初咳期：症见初起似外感，有逐渐加剧之势，常有流涕，痰白稀，多泡沫，且苔薄白，脉浮有力，指纹淡红。适宜用宣肺化痰的方法治疗。

可用复方川贝片、杏仁止咳糖浆、川贝枇杷露等。

参考以下处方：桑叶10克、桑白皮10克、菊花10克、防风6克、牛蒡子10克、杏仁10克、桔梗6克、贝母10克、前胡10克、蝉衣6克。

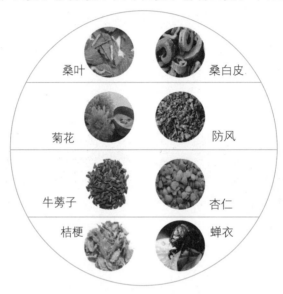

桑叶　　桑白皮

菊花　　防风

牛蒡子　　杏仁

桔梗　　蝉衣

●痉咳期：症见持续连咳，日轻夜重，剧咳时伴有深吸气似鸡鸣声，必待吐出痰涎及食物后，才能暂时缓解，但不久又复发作，而且一次比一次加剧。每次痉咳，多由自发，但有些外因如进食、闻到刺激气味或情绪激动都易引起发作。

一般在痉咳的第3周达到高峰。重症痉咳每日可多至40～50次，轻症只有5～6次，并可见眼角青紫及结膜下出血。婴幼儿还可引起窒息和惊厥。适宜用清热泻肺、止咳化痰的方法治疗。

可用羊胆丸、清肺抑火丸、橘红丸、婴儿保肺散等。

参考方药：桑白皮10克、黄芩10克、川贝母6克、半夏6克、苏子6克、山栀子6克、钩藤10克、白僵蚕10克、炙杷叶10克、白茅根15克。

桑白皮

白茅根

川贝母

炙杷叶

●**恢复期：**症见阵发性咳嗽渐减，形体虚弱，咳声低而无力。分气虚型和阴虚型。气虚型适宜用益肺健脾的方法治疗。可用四君子丸、人参健脾丸等。阴虚型适宜用滋阴润肺的方法治疗。可用二冬膏、养阴清肺丸、百合固金丸等。

参考以下处方：沙参10克、太子参10克、麦冬10克、五味子10克、生黄芪10克、玉竹10克、天花粉10克、生甘草6克、杏仁10克、瓜蒌15克。

| 沙参 | 太子参 | 五味子 | 生黄芪 |

●**温馨提示**

　　目前常用白喉、百日咳、破伤风三联制剂注射，每月1次，共3次。也可用红霉素、磺胺甲噁唑等作药物预防。

　　可用中药预防，处方可参考：鱼腥草10克，水煎，分3次口服。棕树叶10克，水煎，分3次口服；本病流行期间，口服大蒜，或用大蒜液滴鼻，均有预防效果。

　　发现百日咳患儿，应该及时隔离4～7周。

　　患儿要充分休息，尤其要保证夜间的睡眠。

　　幼小婴儿尽量不惹其哭闹，较大的患儿，发作前应加以安慰，来消除其恐惧心理。

　　发作时可助患儿坐起，轻拍背部，随时将口鼻分泌物和眼泪擦拭干净。

　　饮食调理也很重要。阵咳发作常致胃口不佳，应选择富有营养、易消化、较黏稠的食物。喂时应少量多次，如吐出，则应随时重喂。吐后即时做口腔清洁。

白喉

白喉是一种急性呼吸道传染病，由白喉棒状杆菌引起。

病人和带菌者为传染源，主要经呼吸道飞沫传播，也可经物品、食物、玩具和接触传染。

症状诊断

典型症状以发热、气憋、声音嘶哑、犬吠样咳嗽，咽、扁桃体及其周围组织出现白色假膜为特征。

潜伏期为1～6日，根据病灶部位，可分为咽白喉、喉白喉、鼻白喉、眼结膜白喉等，其中以咽白喉最多见，喉白喉梗阻窒息症状明显，病情危重。

中医治疗

中医根据症状及脉象分型，然后进行辨证论治。

●疾病初起：症见恶寒发热，伴见头痛，咽痛，全身不适，有汗或无汗，咽部多见红肿，附有点状假膜，不易拭去，吞咽困难，且舌质红、苔薄白，脉浮数。适宜用清热解毒、肃肺利咽的方法治疗。

参考方药：玄参10克、板蓝根15克、山豆根3克、黄芩10克、金银花10克、连翘10克、牛蒡子10克、薄荷（后下）6克、生甘草3克、土牛膝根6克。

山豆根

金银花

连翘

薄荷

●阴虚燥热型：症见咽部红肿，喉间干燥，发热口干，口气臭秽，咳如犬吠，喉部有条状假膜，颜色灰白或灰黄，甚则侵及悬雍垂和上腭部，饮水则呛咳，且舌质红绛少津、苔黄或少，脉细数。适宜用养阴清肺、泄热解毒的方法治疗。

参考方药：玄参10克、生地10克、麦冬10克、川贝6克、赤芍10克、丹皮6克、板蓝根15克、土牛膝根6克、山豆根3克、天花粉10克。

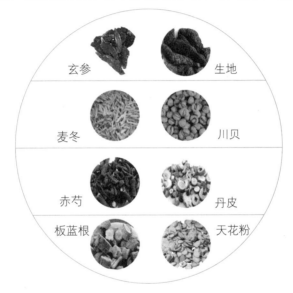

●疫毒攻喉型：症见身热目赤，咽痛明显，假膜迅速蔓延，可波及咽喉深部，呼吸急促，烦躁不安，甚则吸气困难，喉间痰多如拽锯，胸高胁陷，面唇青紫，且舌质深绛或紫暗、苔黄燥或灰而干，脉滑数。适宜用泻火解毒、涤痰通腑的方法治疗。

参考方药：黄连3克、黄芩10克、黄柏10克、山栀子10克、生石膏（先下）25克、青礞石10克、鲜竹沥10克、土牛膝根10克、赤芍10克、生大黄3克。

黄连

青礞石

鲜竹沥

土牛膝根

第五章

儿科疾病的自查自疗

佝偻病

佝偻病是由于体内维生素D的量不足，而使机体钙、磷代谢失常，发生骨骼生长发育障碍的疾病，称为维生素D缺乏性佝偻病。

引起小儿维生素D缺乏的主要原因是日光照射不足，饮食中维生素D含量不足和生长过速，需要量大。

此外，慢性呼吸道感染，胃肠道疾病和肝、肾疾病，均可影响维生素D和钙、磷的吸收以引起本病。

3岁以内为主要发病年龄，6个月至1岁最多见。

症状诊断

早期多汗、易激惹、夜惊、睡眠不安、枕秃、烦躁。逐渐出现骨骼改变，出牙晚，囟门迟闭，颅缝发软，方颅，枕骨有乒乓球感，胸部出现肋骨串珠，肋缘外翻，形成郝氏沟、鸡胸、漏斗胸及脊柱侧弯、龟背等。四肢出现手镯、脚镯样改变，X形腿、O形腿等；甚至发生骨折等，也可有肌肉和肌腱松弛，肌张力低下，易患肺炎、肠炎等。

佝偻病一般可分为轻度、中度和重度3种类型：

轻度：方颅、轻度串珠、郝氏沟，O形腿并拢膝关节间距<3厘米。

中度：颅骨软化、明显郝氏沟、串珠，O形腿两膝间距3～6厘米之间，X形腿两踝间距>3厘米。

重度：鸡胸、龟背，明显手、脚镯，运动生理功能受限以及影响步态的O形腿和X形腿。

按其病程又可分为活动期、恢复期和后遗症期。

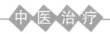

中医学认为，本病多由先天不足，后天失养所致，是肝、肾、心、脾不足之证。中医学中所记载的"五迟"，即立迟、行迟、齿迟、发迟、语迟也包括了佝偻病的一些表现。气血虚弱，筋骨痿软，都是虚证的表现，所以中医治疗多用补肾、益气、养血的方法。

●**脾气虚弱型：** 症见多汗、夜惊、夜啼，肌肉松弛，枕秃，发黄稀疏，骨骼改变不明显，且舌淡苔黄白腻或花剥，脉细弱。适宜用健脾益气的方法治疗。

参考方药： 黄芪、党参、白术、茯苓、山药、当归、远志、莲子肉各10克，炙甘草、砂仁各3克。

山药　　　　　　远志　　　　　　莲子肉　　　　　　砂仁

●**肾精亏损型：** 症见骨骼改变，精神萎弱，手足发软，发育减慢，出牙延迟，反应迟钝。适宜用补肾填精的方法治疗。

参考方药： 熟地、山药、山萸肉、茯苓、乌梅肉、枸杞、川断、鹿茸、菟丝子、五味子各10克，生龙牡（先煎）20克，凤凰衣6克。

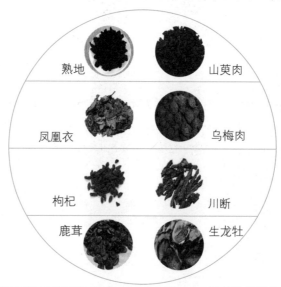

熟地　　山萸肉

凤凰衣　　乌梅肉

枸杞　　川断

鹿茸　　生龙牡

中医传统疗法

▶ **拔罐法**

头部：大椎。

背部：大抒、脾俞、肾俞。

下肢部：足三里、阳陵泉。

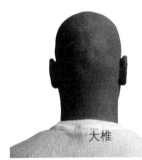

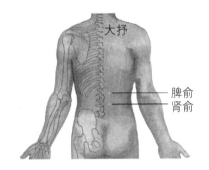

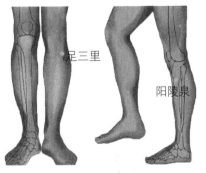

● **温馨提示**

孕期妇女多接受日照，合理饮食，怀孕后期注意补维生素D。

分娩后，注意多晒太阳，乳母、小儿应多到户外活动。

尽量母乳喂养。人乳中钙、磷含量较多，易于吸收，尤其是6个月以下婴儿应力争母乳喂养。

要注意辅食的添加。早加含维生素D丰富的辅食。

患病后更要坚持晒太阳，多食富含维生素D的食物，如肝类、鱼卵、蛋黄、牛奶等。

小儿肺炎

肺炎是小儿的常见疾病，是由于不同病原体或其他因素如羊水吸入或过敏引起的肺部急、慢性炎症。多发于上呼吸道感染之后，也可继发于麻疹、百日咳等疾病。一年四季均可发病，而以冬春季节气候变化时发病率尤高。

症状诊断

起病可急可缓，有发热、咳嗽、喘憋、呼吸急促、发绀、烦躁不安、呕吐和腹泻等。

中医治疗

中医根据症状及脉象分型，然后进行辨证论治。

●风寒闭肺型：症见发热恶寒无汗，咳嗽气急，无明显呼吸困难，不渴，且苔白脉浮，指纹青红在风关。适宜用辛温开肺，定喘化痰的方法治疗。

可用中成药：小青龙冲剂0.5~1袋，每日2次。儿童清肺口服液、儿童清肺丸、小儿保元丹。

参考方药：麻黄3克、杏仁10克、甘草3克、葱白10克、淡豆豉10克、荆芥6克、半夏6克、莱菔子10克。

  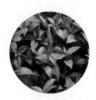 

麻黄　　　　　杏仁　　　　　荆芥　　　　　莱菔子

●风热袭肺型：症见发热重，无汗或微汗，咳嗽有痰，口渴，面红，烦躁不安，甚则气喘，且苔白或黄，脉浮数或滑数。适宜用辛凉清解，宣肺涤痰的方法治疗。

可用中成药：射麻口服液每次0.5～1支（每支10毫升），每日2次；止咳橘红口服液，每次0.5～1支（每支10毫升），每日2次。或用银翘解毒片、小儿化痰丸、贝羚散、琥珀保婴丹、小儿金丹片等。

参考方药：麻黄3克、杏仁10克、生石膏（先下）25克、桔梗6克、生甘草3克、黄芩10克、黛蛤散（包煎）10克、全瓜蒌15克、桑白皮10克。

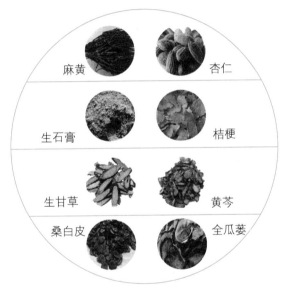

●痰热阻肺型：症见壮热，咳嗽而喘，呼吸困难，气急鼻煽，口唇发绀，面红口渴，喉间痰鸣，声如拽锯，胸闷胀满，泛吐痰涎，且舌红苔黄，脉弦滑，指纹紫至气关。适宜用清热宣肺，化痰定喘的方法治疗。

可用中成药：竹沥水，每次5～10毫升，每日3次。还可服小儿牛黄散、八宝镇惊丸、乾元丹、妙灵丹、至圣保元丹、紫雪散。

参考方药：麻黄3克，射干6克，葶苈子、杏仁、地龙、钩藤、黄芩、竹茹各10克，生石膏（先下）25克。

●**心阳虚衰型**：症见突然面色苍白而青，口唇发紫，呼吸浅促，额汗不温，四肢厥冷，虚烦不安，右肋下出现痞块，且舌质紫舌苔薄白，脉象虚数或结代。适宜用温补心阳，救逆固脱的方法治疗。

参考方药：人参10克、附子10克、干姜3克、炙甘草6克、龙骨（先煎）20克、牡蛎（先煎）20克、当归10克、丹参10克。

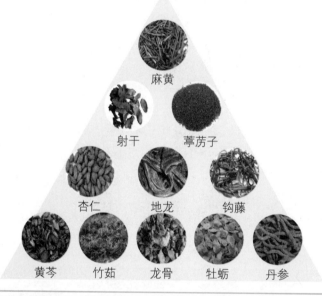

麻黄

射干　　葶苈子

杏仁　　地龙　　钩藤

黄芩　　竹茹　　龙骨　　牡蛎　　丹参

●**温馨提示**

搞好个人和环境卫生，居室空气流通，冬春季节少到公共场所。平时多晒太阳，锻炼身体，增强体质，及时增减衣服。

避免接触呼吸道感染的患者。避免交叉感染，轻症可在家中或医院门诊治疗。可用苍术、艾叶中药香熏烟以减少空气中的病原体。病情缓解后，仍要严格控制活动量，多休息为宜。

保证摄取足够水分，多喝水、多吃水果。根据小儿年龄选择相应水果，保证饮食清淡易消化。发热期间要给以流质，如米汤、菜水、果汁、人乳、牛奶。吃奶婴儿要暂减奶量，严格控制巧克力等高热量食品的食入。热退后，可加半流质，但不宜加得过快。在恢复期要加强营养，但仍需吃清淡易消化的食物，不能过食油腻，对伴有消化道症状的患儿更应加倍注意。

新生儿败血症

新生儿败血症是新生儿期常见的感染性疾病，病因主要有以下几个方面：如母亲分娩前患感染性疾病或羊膜早破、羊水污染等；产时胎儿吸入或咽下污染的羊水，或急产手术消毒不严格；产后发生皮肤、黏膜、脐部、呼吸道或消化道感染。病原菌以葡萄球菌最常见，其次为大肠杆菌、表皮葡萄球菌等。

症状诊断

轻者表现为吮乳减少或无力，哭声低微或少哭，软弱无力而少动，可有呕吐或腹泻。

部分患儿可伴有发热、体重不增，面色较苍白或皮肤花、黄疸等。

重者体温不升或高热，不吃、不哭、不动，面色青灰或发绀，黄疸迅速加重。

中医治疗

中医根据症状及脉象分型，然后进行辨证论治。

新生儿败血症属于中医学"胎热""胎毒"或"疮毒走黄"等范畴。

●**邪毒炽盛型**：症见起病急骤，壮热烦躁，吃奶少，常伴黄疸，瘀斑，肝脾肿大，小便黄，大便干，甚则抽搐，且舌红绛、苔黄，指纹紫滞。

可用中成药：使用清开灵注射液5毫升/日，静脉滴注。

| 黄连 | 黄芩 | 白豆蔻 | 赤芍 |

参考方药：黄连0.5克、黄芩3克、栀子1克、生地6克、丹皮6克、赤芍1克、柴胡3克、茵陈3克、白豆蔻3克。

●毒陷正虚型：症见发热不退，午后加重。口干舌燥，神疲乏力，且舌光红有裂纹。

参考方药：生地6克、沙参6克、麦冬6克、淡竹叶6克、丹参6克、连翘6克、羚羊角粉（分冲）0.5克。

●血虚气弱型：症见面色苍黄或青灰，精神不振，不吃不哭，汗多肢厥，体温不升，皮肤瘀点，且舌淡、苔薄白，指纹隐伏不显。

参考方药：人参6克、附子（先煎）6克、干姜0.5克、黄芪6克、丹参6克、当归6克。

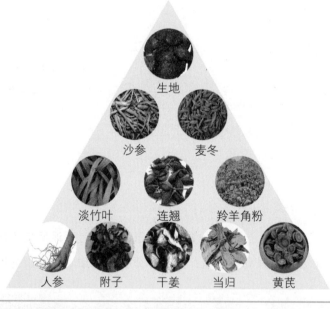

生地

沙参　　麦冬

淡竹叶　　连翘　　羚羊角粉

人参　　附子　　干姜　　当归　　黄芪

●温馨提示

　　孕妇定期做产前检查。分娩过程中应严格执行无菌操作，对胎膜早破、宫内窒息或产程过长的新生儿应进行预防性治疗，注意观察新生儿面色、吮奶、精神状况及体温变化，保持口腔、脐部皮肤黏膜的清洁，如有感染性病灶，应及时处理。患病后应供给足量能量、水分。低温时保暖，高热或伴惊厥者可用物理降温和镇静剂。

脊髓灰质炎

> 　　脊髓灰质炎，又称"小儿麻痹症"。病因是特异性嗜神经病毒经口侵入机体后，先在咽部及肠道淋巴组织中繁殖，然后进入血流引起病毒血症。
>
> 　　部分病人的病毒可通过血脑屏障侵犯脊髓前角运动细胞，使之变性、坏死、功能消失，结果由其所支配的肢体出现瘫痪，形成小儿麻痹症。

症状诊断

　　急性期，表现为头痛、发热（双峰热）、咽痛、呕吐等。有的病例1～2年渐渐自愈，有的则不能完全恢复，遗下肌肉瘫痪、萎缩、关节畸形等，这种后遗症具有软、细、凉、畸形等特征，并以下肢为多见。

中医治疗

　　中医根据症状及脉象分型，然后进行辨证论治。

　　本病属于中医"痿证"范畴，分4型辨证治疗。

　　●**脾胃虚弱型**：症见纳少便溏，腹胀，气短，面浮而色不华，渐见下肢痿软无力，甚则肌肉萎缩，且舌苔薄白，脉细。适宜用健脾益气的方法治疗。

　　可用中成药加味金刚丸、四君子丸、大活络丹等。

　　●**肺热津伤型**：症见肢体痿软不用，渐至肌肉消瘦，咳嗽，咽不利，小便赤热，且舌红苔黄，脉数。适宜用清热润燥，甘寒清上的方法治疗。

　　可用中成药养阴清肺丸、婴儿保肺散、清肺抑火丸等。

●**肝肾亏虚型**：症见腿胫大肉渐脱，膝胫痿弱不能久立，甚至步履全废，咽干目眩，且舌红绛，脉细数。适宜用滋阴养热，补益肝肾的方法治疗。

可用中成药健步丸、虎潜丸、滋补肝肾丸等。

●**湿热浸淫型**：症见肢体逐渐出现痿软无力，以下肢为常见，或兼见微肿，手足麻木，身重面黄，小便赤涩，且舌苔黄腻，脉濡数。适宜用清热化湿的方法治疗。

可用中成药四妙丸、甘露消毒丹、龙胆泻肝丸等。

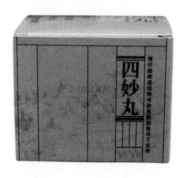
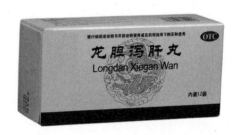

● 温馨提示

保证科学喂养，做到营养全面、合理，增强抵抗力。

患病后应实行隔离，隔离期不少于40日。

患病初期，患儿无症状也应多静卧，避免疲劳。急性期卧床休息，不搬动，注意使患肢处于功能位，避免受压，手足不要下垂，宜睡木板床，以免造成畸形。

在高热时期宜用半流质、流质饮食，高蛋白、高营养饮食。

常给瘫痪患儿翻身，预防褥疮及肺炎，鼓励患儿进行功能恢复性锻炼。

小儿急性喉炎

小儿急性喉炎是喉部黏膜的急性炎症，可因病毒或细菌感染引起，多继发于上呼吸道感染。

症状诊断

咳嗽、声音嘶哑、咳声如犬吠样，有吸气性喉鸣、吸气性呼吸困难，可伴有发热。

中医治疗

本病中医称为"喉风、喉音、喉痹"等，一般按以下3型辨证论治。

●风寒袭喉型：症见干咳，如犬吠样，声音轻度嘶哑，不发热或低热，且舌淡红、苔薄白，脉浮紧，指纹浮红在风关。

可用中成药：锡类散。

●风热袭喉型：症见咳声如犬吠，轻度憋气，咽痛，发热，且舌尖红，脉浮数，指纹浮紫在风关。

可用中成药：锡类散、冰硼散频频吹喉，咽速康气雾剂喷喉，每次按一下，每日2次。

●痰热壅肺型：症见高热，咳剧，呈犬吠状，咽痛，喘促，喉中痰鸣，呼吸时胸肋凹陷，口周发绀，甚则躁扰不安，便干尿赤，且舌红苔黄腻，脉浮数，指纹紫可达气关或命关。

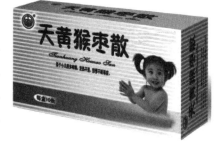

可用中成药：通关散、鲜竹沥水、猴枣散等。

新生儿脐炎

新生儿脐炎多由断脐时或出生后处理不当而引起。

最常见的是金黄色葡萄球菌，其次为大肠杆菌、绿脓杆菌、溶血性链球菌等。

症状诊断

新生儿脐炎为新生儿脐部的一种急性炎症。

轻者脐轮和脐周皮肤轻度红肿，可有少许浆液性分泌物。重者脐部及周围明显红肿，有脓性分泌物，伴臭味。

可形成脐周脓肿或蜂窝织炎，个别可引起腹膜炎、肝脓肿、脐静脉炎、骨髓炎或败血症。

中 医 治 疗

证候：脐带脱落后脐窝湿润，浸渍不干，脐部微红肿，精神好，纳乳可，无发热，舌淡红，苔薄白，指纹淡红。

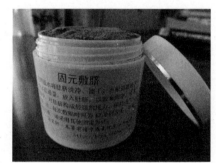

治法：清热解毒，收敛固涩。

主方：渗脐散外敷。

用法：三药研末，撒于局部，每日1~2次。有赘肉者以鸦胆子仁2~3枚，捣烂，敷其顶端，以胶布固定，注意不可腐蚀过度。

小儿营养缺乏性贫血

小儿营养缺乏性贫血是由于铁、叶酸、维生素B$_{12}$等造血物质缺乏而引起的，是威胁小儿健康的一种常见病。

起病原因主要是食物中这类物质含量不能满足小儿生长发育的需要，摄入量不足。再者是吸收不良，如长期腹泻、呕吐、肠炎、急性和慢性感染时食欲减退等，影响到胃肠道的吸收功能。

此外，长期慢性失血和体内某些代谢障碍也可引起本病。本病分为缺铁性贫血、营养性巨幼红细胞贫血和营养性混合性贫血。前者是因机体中铁的缺乏，后者是由叶酸和维生素B$_{12}$缺乏所造成的，营养性混合性贫血为两者都不足所致。

症状诊断

缺铁性贫血：常表现为注意力不集中，学龄儿童可在课堂上乱闹，不停地做小动作，理解力低、反应慢，对周围环境不感兴趣。常见口唇、口腔黏膜、指甲和手掌明显苍白。肝脾肿大很少超过中度，并伴淋巴结轻度肿大。

维生素B$_{12}$缺乏的贫血：常表现为表情呆滞，目光发直，少哭不笑，反应极不灵敏，嗜睡，不认亲人，运动功能发育慢或反应倒退，不易出汗，严重的可发展为神经系统器质性病变。

叶酸缺乏的贫血：除眼结膜、口唇、指甲等处明显苍白外，皮肤呈蜡黄色，颜面稍显水肿，头发细黄且稀疏。

维生素B$_{12}$和叶酸缺乏的贫血：常伴有恶心或呕吐，大便稀溏，含有少量黏液，无白细胞等异常改变。典型病例可见舌面光滑，舌下正对下中门齿处发生溃疡。

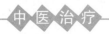

中成药主要从调理脾胃、增强食欲、帮助消化着手。作为辅助疗法，可用康儿灵、肥儿乐散剂、稚儿灵冲剂、小儿香橘丸等。

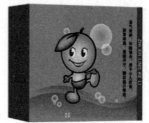

中医传统疗法

▶▶ **拔罐法**

背部：大椎、脾俞、胃俞。

腹部：气海。

下肢部：百虫窝、足三里、阳陵泉。

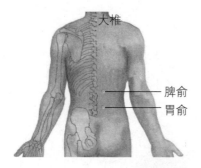

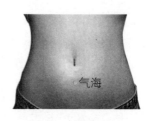

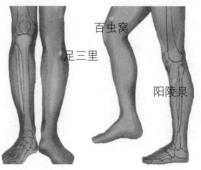

新生儿破伤风

新生儿破伤风是由破伤风杆菌经新生儿脐部侵入而引起的。

常因在孕妇分娩时使用未消毒的剪刀、线绳切断及结扎脐带而感染。

症状诊断

患儿神志清醒，早期多不发热。病初哭吵不安，想吃而口张不大，吸吮困难，随后牙关紧闭，口角上牵，额皱眉举，呈"哭笑"面容。

四肢出现阵发性、强直性、痉挛性抽搐，双手紧握，上肢过度屈曲，下肢直伸，呈角弓反张状态，任何轻微刺激均可诱发或加重抽搐。

间歇期肌肉仍持续收缩，严重者可引起窒息或呼吸暂停。

中医治疗

邪犯肝脾

证候：抽搐阵作，牙关紧闭，口撮不乳，时吐涎沫，啼声不出，颈项强直，角弓反张，脐突肝紧，苦笑面容，面目青紫，指纹紫滞。相当于本病的痉挛期。

治法：祛风通络，化痰止痉。

主方：撮风散加减。

加减：高热加黄连、生石膏；便秘加大黄、枳实；痰多加陈皮、天竺黄。

气阴两虚

证候：抽搐逐渐减轻，口撮渐松，可张口吮乳，四肢渐转柔和，肢体少动，动则汗出，苦笑容未除。舌质红绛，苔薄白，指纹色浅。相当于本病的恢复期。

治法：益气养阴，健脾和胃。

主方：人参养荣汤加减。

加减：四肢强直明显加地龙、僵蚕；汗多加龙骨、牡蛎；四肢厥逆、呼吸微弱者加参附汤。

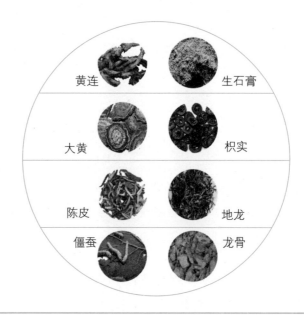

黄连　　生石膏

大黄　　枳实

陈皮　　地龙

僵蚕　　龙骨

● 温馨提示

确保无菌接生。接生时消毒不严格者，应于24小时内剪去残留脐带远端，用3%过氧化氢或1∶4000高锰酸钾溶液清洗后涂碘酒，并肌内注射破伤风抗毒素1500～3000单位。

患病后应保持室内安静，保持呼吸道通畅，必要时吸氧，做好皮肤及口腔护理。初期应暂时禁食，静脉供应营养，痉挛减轻后再鼻饲喂养。如有窒息或呼吸暂停，应气管插管使用呼吸器。

猩红热

> 猩红热是一种急性呼吸道传染病，由A组B型溶血性链球菌引起。
>
> 病人和带菌者为传染源，主要通过呼吸道飞沫传播，也可经皮肤伤口或产道等处传染。
>
> 患儿多为3岁以上小儿，6个月以下极为少见。
>
> 少数患儿病后1～5周可发生急性肾小球肾炎或风湿热。

症状诊断

本病潜伏期1～5日。

初起突然高热，胃寒头痛、呕吐、烦躁、咽部疼痛、咽充血极明显、扁桃体肿大或可见脓性分泌物。

发热1～2日后出现皮疹，先见于耳后、颈部、上胸部，自上而下很快蔓延至四肢，重者手掌及足底也有；皮疹为弥漫性细小点状，以后隆起，有的呈鸡皮样，密布呈普遍红晕，疹间无正常皮肤；肘前、腋部、腹股沟部等处较密集。

皮疹在2日内出齐，疹盛时皮肤瘙痒。面部发红，但口唇周围苍白（环口苍白圈）。

皮疹出现后2日内达到高峰，第1周末开始脱屑、消退。

重症者可出现中毒性休克、心肌炎及脓毒血症。

中医治疗

中医根据症状及脉象分型，然后进行辨证论治。

●**轻型**：症见突然发热恶寒，头痛呕吐，咽喉疼痛红肿，肌肤丹痧隐约可见，且舌质红苔白，脉浮数。适宜用辛凉清热、解毒利咽的方法治疗。

参考方药：金银花10克、连翘10克、牛蒡子6克、玄参6克、桔梗10克、蝉衣3克、浮萍10克、豆豉10克、荆芥3克、甘草3克。

蝉衣　　　　　牛蒡子　　　　　豆豉　　　　　荆芥

●**重型**：症见壮热不解，面赤口渴，咽喉肿痛，伴有糜烂的白点，皮疹密布，色红如丹，甚则色紫如瘀点。见疹后1～2日舌苔黄燥，舌质红刺，3～4日后舌苔剥脱，舌面光红起刺，状如杨梅，脉数无力。适宜用清气凉血、泻火解毒的方法治疗。

参考方药：犀角3克（先煎）、生石膏25克（先煎）、黄连1.5克、鲜生地10克、鲜石斛10克、鲜芦根10克、鲜竹叶6克、连翘10克、玄参10克。

犀角　　　　　鲜芦根　　　　　鲜石斛　　　　　连翘

●**外科型**：症见丹痧布齐后1～2日，开始皮肤脱屑，此时身热渐退，咽部糜烂疼痛亦渐减轻，但留有低热，唇口干燥，或伴干咳，食欲不振，且舌红少津，脉细数。适宜用养阴生津、清热润喉的方法治疗。

参考方药：沙参10克、麦冬10克、玉竹10克、天花粉10克、生甘草3克、扁豆10克、桑叶10克。

天花粉　　　　　扁豆　　　　　桑叶　　　　　生甘草

新生儿黄疸

新生儿黄疸在新生儿期常见，包括生理性和病理性黄疸两种。生理性黄疸主要是因新生儿血胆红素增高引起。出生后喂养延迟、呕吐、缺氧、寒冷、胎粪排出较晚等，可加重生理性黄疸。

新生儿溶血、先天性胆管闭锁、婴儿肝炎综合征、败血症都可造成病理性黄疸。黄疸严重者尚可引起核黄疸，导致脑性瘫痪、智力低下等严重后遗症。

症状诊断

生理性黄疸。大部分新生儿生后2~3日出现黄疸，4~6日时最重。黄疸最初出现于面部，重者涉及躯干、四肢、巩膜。不伴其他症状，精神反应好，个别新生儿吃奶稍差，有轻微嗜睡。

病理性黄疸。生后24小时内出现黄疸；黄疸程度过重或每日胆红素上升过快。

中医治疗

中医根据症状及脉象分型，然后进行辨证论治。

●阳黄：症见面目发黄，黄色鲜明，精神不振，不欲吮乳，或大便秘结，小便短赤，且舌红苔黄。病情较重者，甚至神昏、抽搐。

可用中成药：茵陈五苓丸、茵栀黄注射液。

参考方药：茵陈10克、栀子3克、大黄2克、枳实3克、车前草6克、茯苓10克。

茵陈

栀子

车前草

茯苓

●阴黄：症见面目皮肤发黄，色淡而晦暗，或黄疸日久不退，神疲困倦，四肢欠温，纳少易吐，大便溏薄色白，小便短少，或腹胀气短，且舌淡苔腻。

参考方药：茵陈10克、太子参10克、白术10克、干姜1克、附子3克、茯苓10克。

茵陈　　　　　太子参　　　　　干姜　　　　　附子

●急黄：症见面目皮肤发黄，颜色晦暗，日渐加重，腹满纳呆，神疲少动，食后易吐，胁下痞块，小便短黄，大便灰白，或见瘀斑，唇色暗红，且舌质色紫暗或有瘀点、苔黄，指纹沉滞。

参考方药：茵陈10克、栀子2克、柴胡6克、茯苓6克、白术6克、桃仁6克、当归6克、白芍6克、制大黄2克、甘草2克。

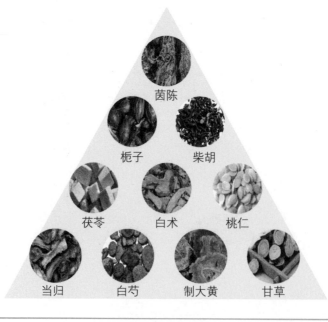

茵陈

栀子　　　柴胡

茯苓　　　白术　　　桃仁

当归　　　白芍　　　制大黄　　　甘草

第六章
妇产科疾病的自查自疗

原发性痛经

凡经期或行经前后，发生下腹疼痛或痛引腰骶，以致影响工作及日常生活者称痛经。痛经分原发性与继发性两种，前者指生殖器官无器质性病变，亦称功能性痛经；后者指因生殖器官器质性病变所引起的痛经，如子宫内膜异位、盆腔炎、子宫黏膜下肌瘤等。

原发性痛经是指在有排卵周期中伴随月经而来的周期性下腹部疼痛，影响正常生活及工作，生殖器官没有明显的病变，又称功能性痛经，多见于初潮后不久的青春期少女和未生育的年轻妇女。

症状诊断

每遇经期或行经前后小腹疼痛，随月经周期性发作，甚者疼痛难忍，甚或伴有呕吐、汗出、面青肢冷，以至晕厥者，也有部分患者有经期小腹疼痛连及腰骶，放射至肛门或两侧股部。

原发性痛经症状程度因人而异。重者面色苍白、四肢发冷，甚至晕厥。还可伴有恶心、呕吐、腹泻、尿频、头晕、心慌等症。若为膜样痛经，在排出大块子宫内膜前疼痛加剧，排出后疼痛减轻。

中医治疗

中医药治疗时，应根据不同情况辨证论治。

●气血亏虚型：症见经期小腹隐痛绵绵，坠痛不舒，按之痛减，伴有乏力，心慌气短，少气懒言，面色苍白，食欲不振，月经色淡，质稀、量少，且舌质淡苔白。适宜用补气养血的方法治疗。

可用八珍益母丸或人参归脾丸、或乌鸡白凤丸，早晚用温开水冲服各1丸；乌鸡白凤丸口服液，早晚各1支。

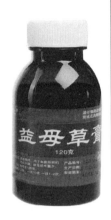

●气滞血瘀型：症见经期或经前下腹胀拒按，经血量少，色紫暗，有块，排出不畅，子宫内膜块脱出后痛减，且舌质暗紫尖边有瘀点。适宜用行气活血的方法治疗。

可用妇科痛经丸、益母草膏等。

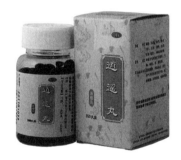

●肝郁气滞型：症见经期或经前小腹胀痛，胸胁乳房闷胀，心情烦躁，经血色暗，有块，量或多或少，且舌质暗红。适宜用疏肝理气的方法治疗。

可用得生丹，早晚各1丸；

加味逍遥丸或七制香附丸，每日1袋，分2次服。

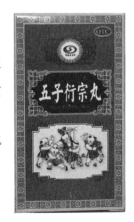

●肝肾亏损型：症见平时腰骶酸痛，头晕耳鸣，经期后小腹隐痛或空痛，经血量少，色淡质稀。适宜用滋补肝肾的方法治疗。

可用坤宝丸、五子衍宗丸或五子补肾丸，早晚各服1丸或1袋。

中医传统疗法

▶▶ 拔罐法

背部：肝俞、脾俞、胃俞、肾俞。

腹部：气海、关元。

下肢部：足三里、血海、曲泉、三阴交。

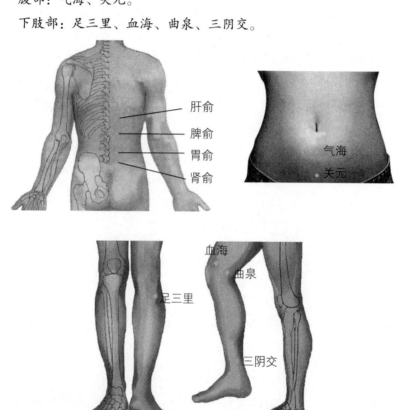

肝俞
脾俞
胃俞
肾俞

气海
关元

血海
曲泉
足三里
三阴交

● 温馨提示

　　月经期间，不宜拔罐，可以选择在经期前，或月经干净的三天后进行拔罐。

子宫肌瘤

子宫肌瘤是女性生殖器中最常见的良性、实质性肿瘤，也是妇女全身器官中最常见的良性肿瘤。其发生可能与雌激素长期刺激有关，中枢神经活动也起重要作用。

临床上多见于30~60岁年龄阶段。肌瘤过大，因缺乏营养可发生变性，良性变性可有玻璃样变，囊性变、钙化、脂肪变性及红色性变，极少数的子宫肌瘤可发生肉瘤样恶性变。

肌瘤多生长在子宫体部，少数生长于子宫颈部。子宫体部肌瘤常见类型为壁间肌瘤，占60%~70%；其次为浆膜下肌瘤，约占20%；第三为黏膜下肌瘤，占10%。一般为多发性，可单一类型存在，也可两种或两种以上类型存在。

症状诊断

月经异常：常表现为月经过多，经期延长，较大的壁间肌瘤和黏膜下肌瘤常见。如黏膜下肌瘤发生坏死，感染与溃疡，还可伴有不规则的阴道出血，白带增多或脓血样分泌物。

下腹包块：肌瘤长至拳头大小时，患者常可于下腹扪及实质性肿块。

疼痛：近半数患者有经期腹痛，如浆膜下肌瘤发生瘤蒂扭转或肌瘤发生红色性变，均可引起腹部剧痛，肌瘤红色性变可伴有恶心、呕吐、体温上升及白细胞增多。

压迫症状：肌瘤增大时可压迫临近器官，如压迫膀胱引起尿频，压迫尿道可致尿潴留，压迫直肠可引起便秘等。

部分患者可因肌瘤生长部位妨碍孕卵着床或影响精子的通行，可导致不孕或流产。

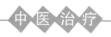

本病属于中医学"癥"的范畴。

在施保守治疗时，可根据不同症状配以中药治疗。

●**气滞血瘀型**：症见胞中带块，月经量多，经期延长，经色紫暗，有血块，小腹胀痛，血块下后痛减，经前乳房胀痛，情志抑郁或心烦易怒，且舌质紫暗、苔薄白，脉弦涩。适宜用行气活血，消瘀散结的方法治疗。

可用中成药：五香丸。

参考方药：当归、川芎、桃仁、红花、三棱、莪术、乌药、制香附各10克，赤芍、荔枝核、夏枯草各15克，生牡蛎30克，炙甘草6克。

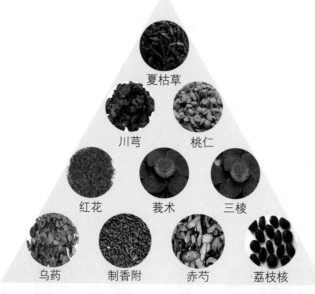

夏枯草

川芎　　桃仁

红花　　莪术　　三棱

乌药　　制香附　　赤芍　　荔枝核

●**气血虚瘀型**：症见胞中积块，月经先期量多，或淋漓不净，色淡，有血块，小腹坠痛，气短乏力，食少便溏，且舌质淡暗、边有瘀斑，脉虚细涩。适宜和益气补中，化瘀消肿的方法治疗。

可用中成药：妇科回生丹。

参考方药：党参、炙黄芪、白术、山药、山慈菇、夏枯草、昆布各15克，三棱、莪术、枳壳各10克。

●**痰瘀互结型**：症见胞中积块，小腹胀痛，带下量多，色白质稠，月经量多有块，婚久不孕，胸脘痞满，形体肥胖，且舌质紫黑黯、苔腻，脉沉滑。适宜用理气化痰、祛痰消肿的方法治疗。

可用中成药：桂枝茯苓丸合二陈丸。

参考方药：半夏、陈皮、制香附、川芎、槟榔各10克，茯苓、苍白术、夏枯草、海藻各15克，莪术12克，木香6克。

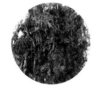
海藻

槟榔

半夏

木香

中医传统疗法

▶▶ 针灸法

取中极、关元、子宫、肾俞及内关、照海为主，平补平泻，留针15～30分钟，每日或隔日1次，7～10次为一疗程。

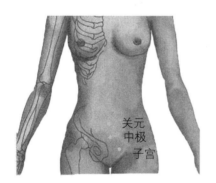
关元
中极
子宫

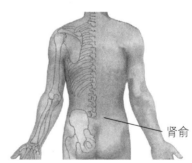
肾俞

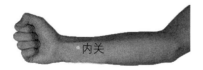
内关

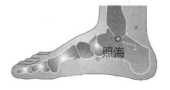
照海

产后出血

胎儿娩出后24小时内出血＞500毫升者，称为产后出血。多发生于产后2小时内。大量出血可危及产妇生命。

症状诊断

在发生软产道裂伤性出血时，出血发生在胎儿娩出后，为鲜血。发生胎盘性出血时，出血发生在胎儿娩出后数分钟至10多分钟，突然阴道大量出血。

有宫缩乏力，产程延长，特别是双胎、巨大儿、羊水过多的孕妇，胎盘剥离后子宫出血不止。出血呈阵发性，血暗红或淡红。

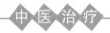 中医治疗

1.血虚气脱

证候： 产时产后流血过多，头晕目眩，面色苍白，心悸烦闷，甚昏不知人，冷汗淋漓，眼闭口开，手脚冷。舌淡无苔，脉微欲绝或浮大而虚。

治法方药： 益气固脱。方用参附汤。主要药物：人参、附子。阴道下血不止，加姜炭、黑芥穗；若病人神识昏迷，难以口服药物，可行鼻饲。

2. 瘀阻气闭

证候： 产妇分娩后，恶露不下或量少，少腹阵痛拒按，突然头晕眼花，甚至心下急满，气粗喘促，神昏口噤，两手握拳，牙关紧闭，面色、唇舌紫黯，脉涩。

治法方药： 行血逐瘀。方用夺命散加减。主要药物：没药、血竭末、当归、川芎。

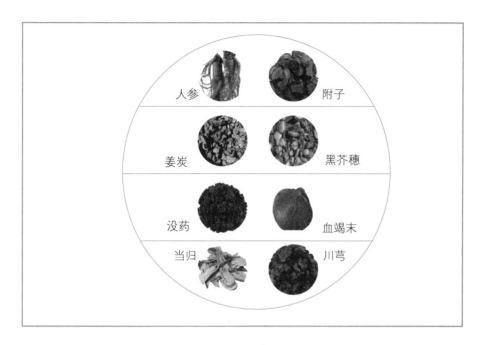

人参　　附子

姜炭　　黑芥穗

没药　　血竭末

当归　　川芎

● 温馨提示

　　不宜妊娠者应及早在早孕时终止妊娠。有产后出血危险的产妇及早做好准备工作。

　　正确处理产程，失血较多者及早补充血容量。

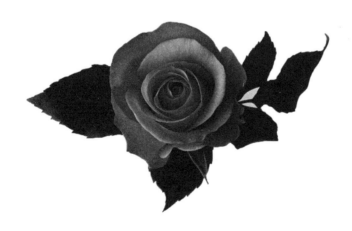

围绝经期综合征

围绝经期是指45～55岁的妇女由生育期过渡到老年期的一个必经的生命阶段，它包括绝经前期、绝经期和绝经后期。

症状诊断

早期表现阵发性面部潮红、潮热、出汗、心悸、头痛、眩晕、疲倦及手麻木感等，严重者出现围绝经期高血压病、假性冠心病。潮红发作频率及持续时间有很大差异，有的偶然发作，有的每天数次或数十次，持续时间数秒至数分钟不等。

常有精神、神经症状。主要表现为忧虑、记忆力减退、注意力不集中、失眠、极易烦躁，甚至喜怒无常等。

月经紊乱，月经量增多，月经频发，淋漓不断，或者经量减少，闭经。其中月经周期延长或间歇闭经，月经量和行经时间逐渐减少变短，最后致月经停止而绝经，这是最常见的形式。

中医治疗

中医根据症状及脉象将本病分型，然后进行辨证论治。

●**阴虚内热型**：症见绝经前后月经紊乱，以先期为多，量或多或少，或崩或漏，烘热汗出，面红潮热，腰膝酸软，头晕耳鸣，尿少便干，且舌质红、少苔或黄苔，脉细数。适宜用养阴清热的方法治疗。

可用中成药：更年安，每次6片，每日2～3次；坤宝丸，每次1瓶，每日2次；五味子冲剂，每次1袋，每日3次；六味地黄丸、二至丸、大补阴丸、左归丸，每次1丸，早晚各1次，淡盐水或温开水送下。

参考方药：生熟地、枸杞、山药、茯苓各15克，山萸肉12克，盐知母、盐黄柏、地骨皮、丹皮各10克，生甘草6克。

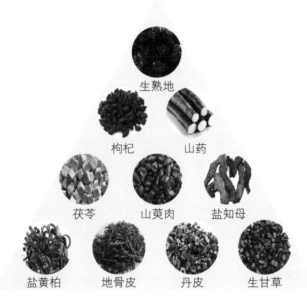

生熟地

枸杞　山药

茯苓　山萸肉　盐知母

盐黄柏　地骨皮　丹皮　生甘草

●**心肾不交型**：症见经断前后，头晕耳鸣，烘热汗出，心悸怔忡，失眠多梦，心烦不宁，甚者情志异常，且舌尖红、苔薄白，脉细数。适宜用滋阴降火，交通心肾的方法治疗。

可用中成药：天王补心丹、交泰丸。

参考方药：生地、熟地、山药、白芍、百合各15克，山萸肉、五味子、远志、丹皮、阿胶（烊化）各10克，麦冬12克，黄连、莲子心各6克。

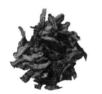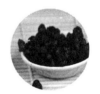

莲子　　　　黄连　　　　阿胶　　　　五味子

●**痰湿内阻型**：症见头晕头沉如裹，面部或四肢或全身水肿，汗出潮热，心悸，食欲不振，胸闷短气，坐卧不定，虚烦不安，失眠多梦，大便溏薄，且舌质胖大，苔厚腻或润滑。适宜用祛湿化痰，健脾和胃的方法治疗。

可用礞石滚痰丸，每日2次，每次半袋；刺五加片，每次4~6片，每日3次；鲜竹沥，每次1支，每日3次；橘红化痰丸，每次1丸，每日2次，温开水送下。

慢性宫颈炎

慢性宫颈炎为妇科最常见的一种疾病，约占已婚妇女半数以上。多因分娩、流产或手术损伤宫颈，病原体侵入而感染。此外，与性生活过频、物理或化学刺激、子宫内膜炎、阴道炎亦有一定关系。

由于宫颈管内膜柱状上皮薄，抵抗力弱，加之内膜皱襞较多，病原体易潜伏其内，不易清除，久之引起慢性炎症。主要为葡萄球菌、链球菌、大肠杆菌、厌氧菌、衣原体和淋球菌感染。

症状诊断

慢性宫颈炎白带呈乳白色黏液状，或淡黄色脓性；重度宫颈糜烂或有宫颈息肉时，可呈血性白带或性交后出血。轻者可无全身症状，当炎症沿子宫骶骨韧带扩散到盆腔时，可有腰骶部疼痛，下腹部坠胀感及痛经等，每于月经期、排便或性生活时加重，尤其炎症蔓延，疼痛更明显。常可出现尿频或排尿困难。

宫颈糜烂：宫颈外口周围红色区与正常黏膜间有清楚的界限，表面光滑或呈颗粒状。涂碘溶液不着色。

中医治疗

本病属于中医学"带下病"的范畴。治疗时可参考以下方法：

●双料喉风散：先擦去宫颈表面分泌物，再将药粉喷涂于患处，每周2次，10次为一疗程。适用于急性宫颈炎及宫颈糜烂。

●养阴生肌散：清洁宫颈，将药粉喷涂于患处，每周2次，10次为一疗程，适用于宫颈糜烂。

●中药宫颈炎粉：

Ⅰ号糜烂粉：适用于重度糜烂。蛤粉30克，樟丹15克，硼砂、硇砂各0.3克，乳香、没药、冰片各3克。

Ⅱ号糜烂粉：适用于中度糜烂。即Ⅰ号粉去硼砂、硇砂。

Ⅲ号糜烂粉：适用于轻度糜烂。蛤粉30克，樟丹15克，冰片2克。

用法：暴露宫颈，清除阴道内分泌物，将药粉喷于糜烂处。每3日上药1次，10~20次一疗程。月经期停用，治疗期间禁房事。

中医传统疗法

➤ 拔罐法

背部：肾俞、八髎。

腹部：中极、归来、子宫穴。

下肢部：足三里、三阴交。

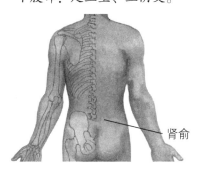

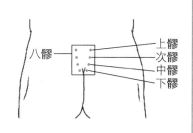

八髎　上髎　次髎　中髎　下髎

肾俞

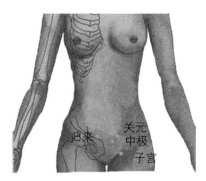

归来　关元　中极　子宫

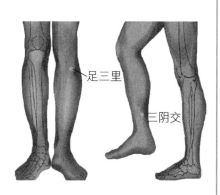

足三里　三阴交

急性盆腔炎

女性内生殖器及周围的结缔组织，盆腔腹膜发生炎症时，称为盆腔炎。系妇科常见病之一。根据其病理过程及临床表现分为急性和慢性两种。

盆腔炎的病原菌，主要是各种化脓菌，常见的有厌氧链球菌、溶血性链球菌、大肠杆菌、变形杆菌、葡萄球菌等，多为混合感染。

感染途径分为外来感染源和自体感染源。如产后、流产后感染；未经严格消毒进行官腔操作如刮宫、输卵管通液、宫颈疾病治疗、产科手术、放置宫内节育器等。感染病菌以后，可通过上行性蔓延、血行性播散、淋巴系统蔓延和直接蔓延等途径，形成盆腔炎症。常见急性子宫内膜炎、子宫肌炎、输卵管炎、输卵管积脓、输卵管卵巢脓肿、盆腔结缔组织炎、盆腔腹膜炎、严重者可引起败血症及脓毒血症。如不及时控制，可出现感染性休克甚至死亡。

症状诊断

急性盆腔炎见高热、寒颤、下腹剧痛、腹胀，痛感向大腿发散，有腹膜炎刺激症状，伴有尿频，排尿困难，大便坠感，急性病容，烦躁口干，舌红苔黄腻，白带增多呈脓性，有臭味。

如有腹膜炎则出现恶心、呕吐、腹胀等消化系统症状。

如有脓肿形成，位于前方可出现膀胱刺激症状，如尿频、尿急、尿痛；位于后方可出现直肠刺激症状，如里急后重、肛门坠胀、腹泻和排便困难等。

出现脓毒血症时，常伴有其他部位脓肿病灶。

中医治疗

中医根据症状及脉象分型，然后进行辨证论治。

●**气滞血瘀型**：症见下腹隐痛、腹坠，腰骶酸痛，经前或行经时疼痛较明显；带下增多，精神郁闷，兼有月经不调、量多、痛经、不孕；或兼小便频急，大便失调，头晕，倦怠，恶心，纳呆，且舌质紫暗，瘀斑，苔黄厚或白润。适宜用理气活血的方法治疗。可用妇宝冲剂，每次1袋，每日2次，15天为一疗程；女金丸，早晚各1丸，温开水送下；七制香附丸，每次6克，每日2次；当归丸等亦可用。

●湿热型：症见发热恶寒，小腹胀痛拒按，腰酸坠痛，白带色黄黏稠，月经提前，量多，伴有烦躁，口干思饮，大便秘结，小便黄或尿痛，且舌红苔黄腻。适宜用清热利湿的方法治疗。可用妇科分清丸或白带丸，每次9克，每日2次；妇科千金片，每次6片，每日3次，温开水送下；金鸡冲剂，每次1袋，每日3次，开水冲服，10日为一疗程。

中医传统疗法

▶▶ 拔罐法

背部：肾俞、八髎。
腹部：中极、归来、子宫穴。
下肢部：足三里、三阴交。

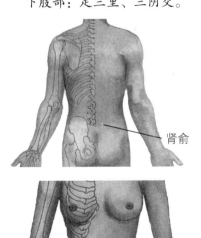

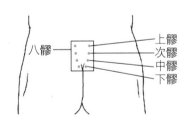

八髎　上髎　次髎　中髎　下髎

肾俞

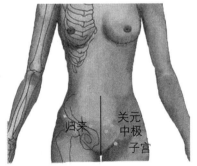

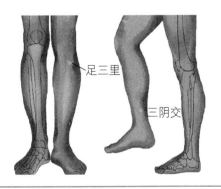

足三里

三阴交

归来　关元　中极　子宫

功能失调性子宫出血

功能失调性子宫出血简称功血，为子宫异常出血，是由于下丘脑—垂体—卵巢轴功能失调引起。可能于精神过度紧张、恐惧、忧伤、环境和气候骤变、全身疾病、营养不良、贫血及代谢紊乱等有关。

由于卵巢开始发育和开始衰退期易发生下丘脑—垂体—卵巢功能失调，所以功血多发生在青春期和围绝经期，也有的发生在生育期，如排卵性功血，但较为少见。

症状诊断

功血在临床上可分为无排卵性和有排卵性两种。

无排卵性功血：

常见症状有：无规律性的子宫出血，多数月经周期不正常，短则10余天，长则达几个月，经期长短不一，少则1～2天，多则2～3周，甚至多达数月不止，经量多少不定，少至点滴出血，多至血冲。

有排卵性功血：

常见症状有月经周期规律，但周期缩短，表现月经频发。可有经期间点滴出血和经血过多。可有不孕，或易于在孕早期流产。

中医治疗

中医学认为属于"崩漏"范畴，根据不同症状，分成若干型，并分型施治。

●**肾阳虚型**：症见阴道出血持续不断，色淡或暗，质稀，小腹寒冷，喜热恶寒，腰背酸痛，夜尿量多，且舌质淡，苔薄白。适宜用温补肾阳的方法治疗。

可用金匮肾气丸、右归丸或壮腰健肾丸，早晚各1次，温开水送下。

●**肾阴虚型**：症见阴道出血量多，色红质稠，头晕耳鸣，腰腿酸痛，手足心热，少寐多梦，且舌瘦质红。适宜用滋补肾阴的方法治疗。

可用六味丸、知柏地黄丸，早晚各1丸，淡盐水冲服；六味地黄口服液，早晚各1支；龟鹿二仙胶丸，早晚各服1丸。

●气血两虚型：症见阴道出血量多，质稀、色淡红，面色萎黄，心慌心悸，头晕目眩，少气乏力，且舌质淡，苔薄白。适宜用补气养血的方法治疗。

可用十全大补丸，早晚各1袋；养血当归精，每次5～10毫升，每日2次，温开水送下。

中医传统疗法

▶ **拔罐法**

背部：肝俞、脾俞、肾俞。
腹部：气海、关元。
下肢部：血海、曲泉、足三里、三阴交、太冲。

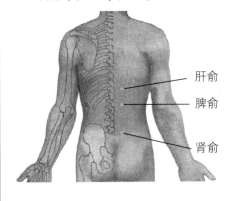
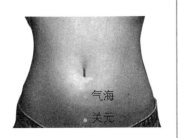
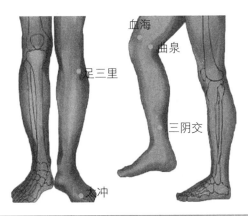

外阴瘙痒症

外阴瘙痒症是指由各种原因引起的无任何皮肤损害的外阴局限性瘙痒症。

一般有以下几个因素常会导致此病：可能与精神或心理方面因素有关。不良卫生习惯，如不注意外阴局部清洁，皮脂、汗液、经血、阴道分泌物，甚至尿、粪浸渍或长期刺激，经期用不洁卫生巾，平时穿不透气化纤内裤等也可诱发瘙痒。长期搔抓可引起溃疡，继发感染时可有脓性分泌物。刺激和瘙伤，可引起皮肤肥厚、皲裂、粗糙苔藓化及色素减退。

症状诊断

瘙痒多发生于阴阜、阴蒂、小阴唇，也可波及大阴唇及会阴，甚至肛门周围。

主要症状为外阴瘙痒，根据病因不同瘙痒的程度及时间也不同。瘙痒常为持续性，也可呈阵发性发作，一般以夜间较重，可因夜间床褥过暖或因精神紧张、劳累或刺激性饮食而加重。

中医治疗

苦参、白头翁各15克，水煎汤去渣，坐浴或外洗。

蛇床子散：蛇床子、花椒、明矾、苦参、百部各10~15克。煎汤趁热先熏后坐浴，每日1次，10次一疗程。若阴痒破溃者，则去花椒。

如属肝肾阴虚型可用方药：知柏地黄丸加制首乌、白鲜皮。肝经湿热型：可用方药龙胆泻肝丸。

中医传统疗法

▶ **拔罐法**

腹部：中极。

下肢部：足三里、阴廉、三阴交、太冲。

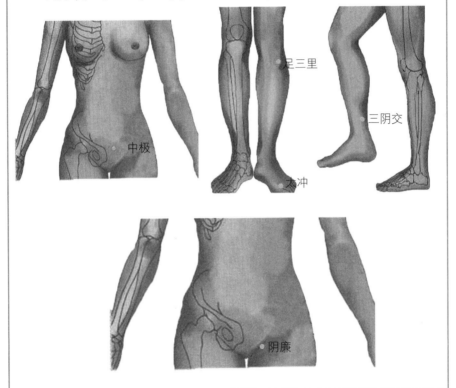

●**温馨提示**

　　保持外阴清洁干燥，注意经期卫生，切忌搔抓，不要用热水洗烫，忌用肥皂。

　　外阴有溃疡者，不用刺激性强的外用药，如碱性强的肥皂、新洁尔灭、高锰酸钾等。

　　注意心理卫生，保持精神愉快。用具要清洁，不与洗脚盆同用，勤换内裤，内裤要宽适透气。

　　注意饮食调配，避免辛辣刺激性食物，避免饮酒。

闭经

闭经是许多常见妇科疾病所共有的一个症状，而不是一种疾病。

按引起闭经原因可分为：子宫性闭经如先天性子宫或子宫发育不良，子宫内膜粘连、结核；卵巢性闭经如先天性卵巢发育不全或缺如、卵巢功能早衰；垂体性闭经如垂体肿瘤、席汉综合征；下丘脑性闭经如神经性厌食症、避孕药引起的药物抑制综合征。

症状诊断

已满18周岁月经尚未来潮，或月经已来潮又连续6个月未行经。或伴有头痛、视力障碍、恶心、呕吐、周期性腹痛，或有多毛、肥胖、溢乳等。

中医治疗

中医根据各种类型辨证施治。

●肝肾亏损型：症见流产、久病或产后，经量逐渐减少，经行延后，渐至闭经，头晕目涩，腰膝酸软，心烦潮热，带下量少，阴部干涩，甚则形体消瘦，面色萎黄，肌肤不润，毛发脱落，性欲淡漠，且舌质淡、苔薄白或薄黄，脉细无力。适宜用滋补肝肾，养血填精的方法治疗。

可用中成药：妇科金丸。

参考方药：熟地、山药、女贞子、枸杞、首乌、当归、茯苓各15克，山萸肉12克，杜仲、菟丝子、巴戟天各10克。

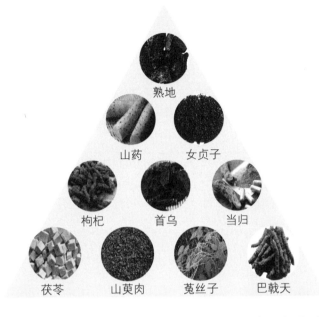

熟地

山药　女贞子

枸杞　首乌　当归

茯苓　山萸肉　菟丝子　巴戟天

●**气血虚弱型**：症见月经逐渐后延，经量渐减，色淡质稀，继而停闭，倦怠乏力，气短懒言，头晕眼花，心悸失眠，毛发少泽，肌肤欠润，且舌质淡、苔薄白，脉细弱。适宜用益气养血调经的方法治疗。

可用中成药：八宝坤顺丸、乌鸡白凤丸。

参考方药：党参、灸黄芪、白术、茯苓、当归、白芍、熟地各15克，远志、灸甘草各10克，陈皮、桂心各6克。

桂心　　　灸黄芪　　　陈皮　　　灸甘草

●**肾气不足型**：症见原发性闭经，或初潮晚，月经错后量少，色淡黯质稀，渐至闭经，头晕耳鸣，腰膝酸软，夜尿频，带下少，面色晦暗，且舌质淡、苔薄润，脉沉细无力，尺脉弱。适宜用补肾益精，调补冲任的方法治疗。

可用中成药：参茸丸。

参考方药：菟丝子、枸杞、熟地、覆盆子、党参、首乌、黄精、当归、女贞子各15克，紫河车、仙灵脾、肉苁蓉各10克。

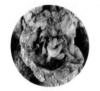
紫河车

仙灵脾

肉苁蓉

覆盆子

中医传统疗法

▶ 刮痧法

足部反射区有6个基本反射区；重点刮拭子宫、阴道、肝、脑垂体、胆囊、甲状旁腺反射区。

背部：膈俞、肝俞、脾俞、肾俞。

腹部：气海、关元、中极。

下肢：丰隆、足三里、三阴交、太冲、血海。

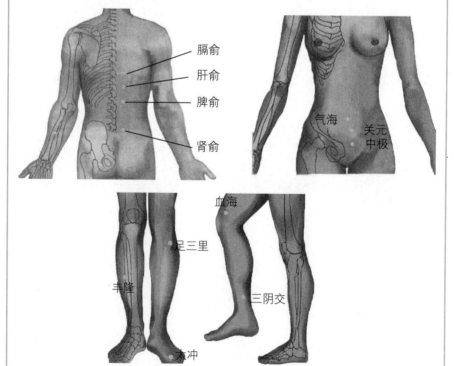

第七章

皮肤科疾病的自查自疗

黄褐斑

黄褐斑是一种面部发生黄褐色斑片的皮肤病，又称作妊娠斑，肝斑或蝴蝶斑等。

病因未明，可能与内分泌有关，可见于慢性酒精中毒、肝病、结核等病人。

症状诊断

皮损为淡褐色至深褐色斑片，形如地图或蝴蝶，大小不等，边缘不整，境界清晰，常对称分布于额、眉、颊、鼻、上唇等处，重者可累及整个面部。斑区表面光滑、无鳞屑，无自觉症状。

中 医 治 疗

中医称本病为"面尘""黧黑斑"等。根据症状及脉象将本病分为3个类型辨证论治。

◎肝郁气滞型：症见面部褐斑弥漫分布，兼有情志抑郁，胸胁胀满或少寝多梦，面部烘热，月经不调，且舌有瘀点、苔薄，脉弦细。适宜用疏肝理气活血的方法治疗。

可用中成药逍遥丸、舒肝丸、白凤丸等。

参考方药：柴胡10克、赤白芍15克、当归10克、茯苓10克、苍术10克、薄荷6克、陈皮10克、香附10克、丹参30克、丹皮10克、甘草6克。

赤白芍

香附

苍术

丹参

◎痰湿型：症见面部褐斑，兼见胸闷脘痞，纳呆，且舌白润滑，苔腻，脉濡滑或沉弦。适宜用除湿化痰的方法治疗。

可用中成药通宣理肺丸或藿香正气丸同服。

◎肝肾阴虚型：症见色斑褐黑，边界明显，面色晦暗无华，兼头晕目眩，腰膝酸软，且舌红少苔，脉细数。适宜用滋补肝肾的方法治疗。

可用中成药金匮肾气丸、右归丸、滋补肝肾丸等。

参考方药： 生熟地各15克、山萸肉10克、女贞子15克、旱莲草15克、天花粉10克、当归10克、丹参30克、茯苓10克、丹皮10克、炙甘草6克。

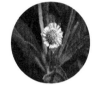

旱莲草

山萸肉

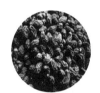

女贞子

天花粉

中医传统疗法

▶ **针灸法**

耳针： 面颊区、内分泌、肾上腺、肝、肺、肾等埋豆，3～5日更换。

体针： 肺俞、肝俞、脾俞、胆俞、肾俞、三焦俞、血海、太溪、太冲等穴。

背穴针后加火罐。

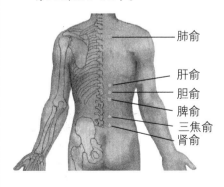

肺俞
肝俞
胆俞
脾俞
三焦俞
肾俞

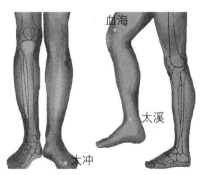

血海
太溪
太冲

湿疹

湿疹是一种常见炎症性皮肤病，病因复杂，发病机制一般认为与变态反应有关。大致是由内因如过敏体质、慢性感染、内分泌紊乱、精神、神经因素等；外因如搔抓、化妆品、肥皂等刺激，吸入花粉、尘螨等，或吃鱼虾、蛋类食物等引起。

症状诊断

湿疹在临床上可分为急性、亚急性和慢性湿疹，因此各种湿疹的症状也不尽相同。

急性湿疹：常迅速对称发生于头面、四肢和躯干。起病急，在红斑、水肿的基础上，出现米粒大的丘疹或小水疱。因疱破裂可出现糜烂、渗出、结痂，皮疹融合成片，中心较重，渐向外扩展，界限不清。常伴有剧烈瘙痒，晚间尤其严重。

亚急性湿疹：常见急性湿疹未能及时治疗或治疗不当所致。皮疹以小丘疹和结痂为主，有少量疱疹及糜烂，伴轻度浸润，表面有少许鳞屑。皮损较急性湿疹轻。

慢性湿疹：皮损主要为皮肤粗糙、抓痕、血痂、浸润肥厚、苔藓样变，伴色素沉着。皮损多局限于某一部位，如手、小腿、肘窝、阴囊、外阴等处，境界明显，炎症不显著。

中医治疗

中医根据症状及脉象分型，然后进行辨证论治。

●湿热壅盛型：症见发病急，病程短，皮损红，发热肿胀，渗出显著，心烦口渴，便干尿赤，且舌红苔黄，脉滑数。适宜用清热利湿、凉血解毒的方法治疗。

可用中成药：龙胆泻肝丸、牛黄清心丸、防风通圣丸等。

参考方药：龙胆草15克、栀子10克、黄芩10克、生地15克、白茅根15克、大青叶15克、车前草10克、泽泻10克、薏苡仁15克、茯苓10克。

  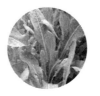

| 薏苡仁 | 白茅根 | 大青叶 | 车前草 |

●脾虚湿盛型：症见病程日久，皮损粗糙肥厚或兼少量渗液，口渴不欲饮，大便不干或有溏泻，且舌淡体胖或有齿痕、苔白腻，脉沉滑。适宜用健脾燥湿、养血润肤的方法治疗。

可用中成药参苓白术散、秦艽丸、润肤丸等。

参考方药：茯苓15克、苍术10克、炒白术15克、陈皮10克、厚朴10克、黄柏10克、泽泻10克、茵陈15克、滑石30克（先煎）、炙甘草6克。

中医传统疗法

▶ **拔罐法**

背部：大椎、肺俞、脾俞。

上肢部：曲池。

下肢部：足三里、三阴交。

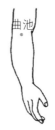

曲池

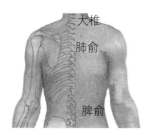

大椎
肺俞
脾俞

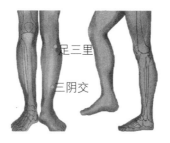

足三里
三阴交

神经性皮炎

神经性皮炎主要由神经功能障碍引起的，可能与大脑皮质兴奋和抑制功能失调有关，如过度疲劳、精神紧张及搔抓、日晒、多汗、饮酒或机械刺激。也可能与胃肠道功能障碍、内分泌功能紊乱、体内慢性感染等有一定关系。

症状诊断

本病以阵发性皮肤瘙痒和皮肤苔癣化为主症。

苔癣样皮损。本病的皮损特征为皮肤苔癣化，病变区皮肤呈苔癣样变，皮肤增厚，皮纹加深，皮嵴隆起，皮损区呈暗褐色，干燥，有细碎脱屑，边界清楚，边缘可有小的散在的扁平丘疹。

瘙痒。皮损区域阵发性瘙痒，夜晚尤甚，可影响入睡。情绪波动时，瘙痒随之加剧。

中医治疗

中医称本病为"顽癣""牛皮癣""摄领疮"。中医根据症状及脉象分型辨证论治。

●风热郁阻：多见于局限性病人，皮损成片，以丘疹为主，呈淡红或淡褐色，粗糙肥厚，阵发剧痒，抓搔后迅速苔癣样变。舌苔薄或微腻，脉濡滑或濡缓。宜采用清热疏风，解毒散结的方法治疗。

可用中成药：消风散等。

●血热风盛：多见于泛发性病人，皮损色红，泛发全身，呈大片浸润性潮红斑块，有抓痕、血痂，成苔癣样变，奇痒不止，入夜尤甚，伴心烦，口渴，失眠多梦，心急易怒。舌质红，苔薄，脉滑数或弦。宜采用清热凉血搜风的方法治疗。

可用中成药：清营汤等。

●血虚风燥：病久皮损不愈，日渐加重，局部皮损增厚粗糙，色淡或浅褐，表面干燥有鳞屑，剧烈瘙痒，入夜尤甚。舌质淡，苔薄，脉细。宜采用养血润燥，搜风止痒大方法治疗。

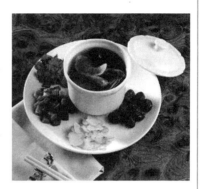

可用中成药：四物汤等。

中医传统疗法

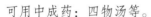

▶ 针灸法

针刺取曲池、血海、三阴交、神门等穴；耳针取肺、神门、肾上腺、皮质下或敏感点；还可用梅花针叩打局部。

艾卷灸患处或艾绒隔鲜姜片灸之，每日1～2次，每次10～20分钟。

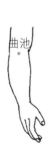 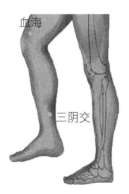 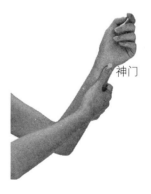

曲池　血海　三阴交　神门

荨麻疹

本病是一种常见的过敏性皮肤病。

临床表现为大小不等的局限性皮肤、黏膜的瘙痒性风团，发生和消退较快，消退后不留痕迹。

本病与体质过敏有关。诱发因素很多，病因复杂，常与食物如鱼、虾、蟹、蛋类；药物如青霉素、磺胺、阿司匹林、血清制剂、病毒、细菌感染；物理因素如冷、热、日光；精神因素，内脏和全身性疾病等有关。

荨麻疹发病率较高，可发于任何季节、任何年龄，无明显性别差异，青壮年较为多见。

症状诊断

全身皮肤突然出现形状不一、大小不等，但境界清楚，鲜红色或苍白色团块状隆起，剧烈瘙痒，越抓越多，此起彼伏，消退后不留痕迹，一日之内可发作数次。

自觉剧烈瘙痒、灼热感。

部分患者可伴见腹痛、腹泻。

如累及呼吸、消化及循环系统，可出现相应的症状，如气短、胸闷、呼吸困难、恶心、呕吐、腹痛、腹泻及烦躁、心慌等。严重者可出现过敏性休克。

中医治疗

中医根据症状及脉象分型，然后进行辨证论治。

●内热袭肺型：症见发病急，风团色红，灼热剧痒，伴发热，恶寒，咽喉肿痛，或呕吐腹痛，遇热皮疹加重，且苔薄黄，脉浮数。适宜用辛凉解表，宣肺清热的方法治疗。

可用中成药防风通圣丸、银翘解毒丸、浮萍丸等。

参考方药：荆芥10克，防风10克、蝉衣10克、金银花15克、苦参10克、连翘10克、黄芩10克、生地10克、白蒺藜15克、牛蒡子10克、丹参20克、赤芍15克、生甘草6克。

荆芥　　　　　白蒺藜　　　　　苦参　　　　　蝉衣

●**风寒束表型**：症见皮疹色粉白，遇风冷加重，口不渴，或有腹泻，且舌淡体胖、苔白，脉浮紧。适宜用辛温解表，宣肺散寒的方法治疗。

可选用中成药秦艽丸、通宣理肺丸等。

参考方药：麻黄6克、桂枝6克、杏仁10克、白芷10克、白鲜皮15克、白僵蚕10克、连翘10克、地肤子15克、浮萍10克、甘草6克。

白芷　　　　　白僵蚕　　　　　浮萍　　　　　地肤子

●**阴血不足型**：症见皮疹反复发作，迁延日久，午后或夜间加剧，心烦口干，手足心热，且舌红少津或舌淡，脉沉细。适宜用滋阴养血，疏散风邪的方法治疗。

可用中成药秦艽丸与二至丸或龟苓膏同服。

参考方药：当归15克、生熟地各15克、白芍15克、川芎10克、首乌15克、生黄芪15克、丹参30克、白蒺藜15克、防风10克、荆芥10克、甘草10克。

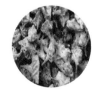 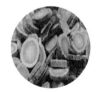 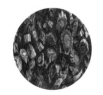

白蒺藜　　　　生黄芪　　　　　川芎　　　　　防风

中医传统疗法

▶ 拔罐法

颈背部：大椎、膈俞。

下肢部：血海、足三里。

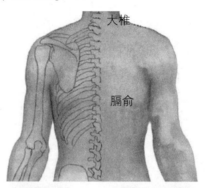
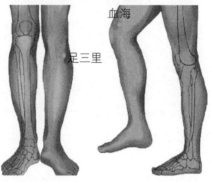

●温馨提示

　　保持精神安定愉快，勿急躁，勿生气动怒。多锻炼，增强体质，保持生活规律，适应寒热变化。

　　积极寻找并去除病因，避免各种诱发因素。及时治疗慢性病灶，调整胃肠功能，驱除肠道寄生虫。

　　患病期间避免搔抓皮疹处，不用热水烫洗，不滥用刺激强烈的外用药物。

　　忌食动物蛋白性食物和海鲜发物，不吃辛辣刺激性食物，不饮酒。保持清淡饮食，多吃些新鲜蔬菜和水果。

银屑病

银屑病俗称"牛皮癣"，是一种常见的红斑、丘疹、鳞屑性皮肤病。银屑病成因复杂，与遗传、感染、内分泌、免疫和神经精神因素有关。此外，精神创伤、外伤、手术、月经、妊娠和食物等可为诱发因素或使皮损加重。

本病发病率较高，病程缓慢，容易复发，有夏重冬轻或冬重夏轻的倾向。

症状诊断

银色鳞屑：皮损边界清楚，表面覆盖着多层银白色鳞屑，用刀片刮之可见层层脱落。

薄膜现象：刮去鳞屑后可露出红色有光泽的薄膜面。

点状出血：继续用刀刮红色薄膜面，可见点状出血点。

皮损形态：皮损可见于身体任何部位，常对称出现，尤以肘膝关节伸侧、头部和骶部为常见。皮损形态不一，可呈点滴状、斑块状、地图状、钱币状、环状或半环状、蛎壳体，以及大片弥漫性皮损。

中医治疗

中医根据症状及脉象分型，然后进行辨证论治。

●血热型：症见皮损发生、发展迅速，多呈点滴状，有蔓延趋势，皮肤潮红，瘙痒明显，鳞屑较多，易剥离，伴见口舌干燥，心烦易怒，夜寐梦多，便干尿黄，且舌红苔黄腻，脉弦滑数。适宜用清热凉血解毒的方法治疗。

可用中成药龙胆泻肝丸、防风通圣散、牛黄清心丸、清热解毒口服液等。

参考方药：生槐花15克、白茅根15克、生地15克、紫草15克、丹皮10克、大青叶15克、茯苓15克、白花蛇舌草30克、赤芍15克、丹参30克、莪术10克。

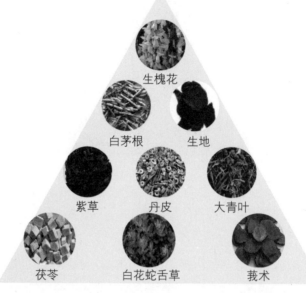

生槐花

白茅根　　生地

紫草　　丹皮　　大青叶

茯苓　　白花蛇舌草　　莪术

●**血燥型**：症见皮损颜色较淡，病程日久，无新疹发生，皮疹肥厚干燥，且舌质淡、苔白，脉沉细。适宜用养血润燥、活血解毒的方法治疗。

可用中成药润肤丸、秦艽丸、龟苓膏等。

参考方药：当归10克、生地15克、首乌15克、丹参30克、鸡血藤15克、麦冬10克、天冬10克、茯苓15克、白花蛇舌草15克、白芍10克、甘草10克。

●**血瘀型**：症见皮损肥厚，颜色暗红，经久不退，且舌质紫暗，或有瘀斑瘀点，脉涩或细沉。适宜活血化瘀的方法治疗。

可用中成药银乐丸、复方丹参片等。克银丸每次1丸，每日2次；或复方青黛胶囊每次3粒，每日3次。对诸型均有一定疗效。

鸡血藤　　　　丹参　　　　当归　　　　天冬

中医传统疗法

▶ **拔罐法**

背部：肺俞、肝俞、肾俞。

下肢部：血海、三阴交、足三里、飞扬。

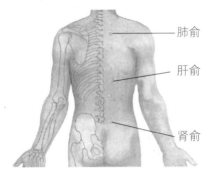

肺俞
肝俞
肾俞

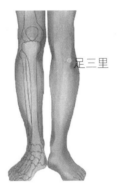

足三里

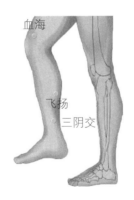

血海
飞扬
三阴交

第八章

五官科疾病的自查自疗

老年性白内障

老年性白内障最常见，占白内障的50％以上。主要病因是晶状体老化过程中出现的退行性改变，与紫外线照射、糖尿病、动脉硬化、遗传因素及营养状况等有关。

本病多发生于50岁后，发病率随年龄增长而增加，常为双眼先后发病。

症状诊断

早期常有固定不飘动的眼前黑点，亦可有单眼复视或多视。症状为进行性视力下降而无其他不适。

随病情发展，视力明显下降，晶状体混浊，直至失明。

中医治疗

中医根据症状及脉象分型，然后进行辨证论治。

◎肝肾阴虚型：症见目生云翳，视物模糊，眼内干涩，头昏耳鸣，且舌红无苔，脉细。适宜用滋补肝肾方法治疗。

可用中成药杞菊地黄丸或石斛夜光丸。

◎脾胃气虚型：症见目生内障，面色无华，精神不振，饮食乏味，且舌质淡，脉濡弱。适宜用补益脾胃的方法治疗。

可用中成药归脾丸和参苓白术散。

◎心肾不交型：症见目生内障，兼见心烦，失眠，多梦，妄见，且舌红，苔少，脉细数。适宜用交通心肾的方法治疗。

可用中成药磁朱丸。

可用中成药如障眼明每次4片，每日3次；复明片每次4片，每日3次。或以中药麝珠明目液点眼，也可减轻症状，延缓进展。

中医传统疗法

▶ 按摩法

早晨起床时，用左手食指从左眼大眼角（睛明穴）用中等力度向外横揉至小眼角100次；再用右手食指，用同样的方法横揉右眼100次。揉后用双手食指尖重压两侧太阳穴36次。晚上睡觉前按照方法重揉一遍。

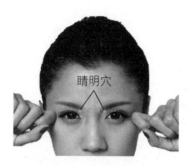

睛明穴

● 温馨提示

　　喜、怒、忧、思、悲、恐、惊，中医称为"七情"。七情中怒、悲、忧最损目。因此，本病患者应保持心情平和，不急不躁，避免忧思悲注。

　　注意适当休息，避免眼睛过劳。不宜过久看书写字、看电视，更不应在不适宜的条件下（光暗、卧床、行走、乘车等）阅读。用眼时光线不宜太强或太弱。

　　老年性白内障常是糖尿病的伴发病，应积极控制糖、饮食，才能有效地控制本病。术后需矫正视力者，应在切口愈合、角膜散光稳定的情况下进行，其效果理想。

　　白内障发生的原因是复杂的，但饮食不当，缺少维生素和微量元素、血脂过高也是重要的原因。因此坚持合理安排饮食，不仅可以大大延缓病情发展，而且对恢复视力、防止复发也有重要作用。忌食辛辣，忌烟、禁酒。

牙髓炎

牙髓炎，顾名思义，牙髓炎症，是由于深龋、受过不良刺激、食物落入龋洞、龋洞有息肉等因素造成的。

症状诊断

自发性痛，阵发性发作。不能咬合食物。遇冷、热、酸、甜痛感加剧。

中医治疗

（1）细辛3克，荜茇、川椒、薄荷各6克，防风、高良姜各4.5克。上药水煎后用药液含漱。

| 细辛 | 荜茇 | 川椒 | 薄荷 |

（2）荜茇、冰片各3克，共研细末。用消毒棉花或纱布将药面包在内，置牙痛处。

●温馨提示

保持口腔卫生。早晚刷牙，饭后漱口，牙刷毛不要太硬。

牙齿不要太受刺激。从冰箱取出的食物最好不要马上进食，吃火锅不要太烫，麻辣食物应少吃或不吃。

沙眼

沙眼是一种慢性传染性结膜角膜炎，因患眼睑结膜粗糙不平，形似砂粒，故名沙眼，是由沙眼衣原体感染引起的。

症状诊断

乳头增生，睑结膜充血且粗糙不平，外观呈红色天鹅绒状，乳头小而微突起，好发于近内、外眦及睑板上缘。

滤泡形成，大小不一，呈圆形、椭圆形或不规则形，隆起于充血肿胀和增厚的眼结膜面，呈黄红或暗红色丘形胶状颗粒，不透明，多见于上穹隆部。

睑结膜面出现灰白色、黄白色细线条状瘢痕。

中医治疗

本病相当于中医的"椒疮"和"粟疮"范畴。根据症状及脉象分型，然后进行辨证论治。

●**血热壅盛型**：症见眼刺痒灼痛，碜涩羞明，眵泪黏胶，睑内颗粒累累，连而成片，色红赤，甚则黑睛赤膜下垂。可兼心烦口干，且舌红，脉数。适宜用凉血散瘀清热的方法治疗。

参考方药：大黄、红花、白芷、防风各10克，当归、栀子仁、黄芩、赤芍、生地、连翘各12克，生甘草6克。可酌加丹皮。

| 连翘 | 栀子仁 | 赤芍 | 红花 |

●**脾胃热盛型**：症见涩痒痛重，眵目糊多而胶黏，羞明难睁，睑内红赤，脉络模糊，颗粒大，大便秘结，且舌红苔黄，脉滑数。适宜用清脾胃，祛风邪的方法治疗。

参考方药：广陈皮、防风、玄明粉、荆芥、桔梗、大黄各10克，连翘、知母、黄芩、玄参、生地各12克，黄连6克。

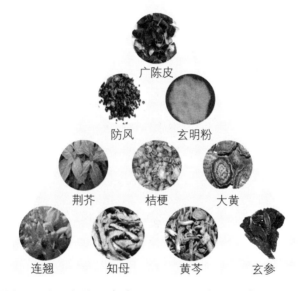

●**风热炽盛型**：症见眼内痒涩，迎风泪出，睑内细小颗粒丛生。适宜用散风清热的方法治疗。

可用中成药银翘解毒丸。

参考方药：金银花、连翘各15克，桔梗12克，薄荷6克（后煎），淡竹叶10克，甘草6克，防风10克，天花粉12克，牛蒡子10克，芦根10克。

连翘

金银花

牛蒡子

芦根

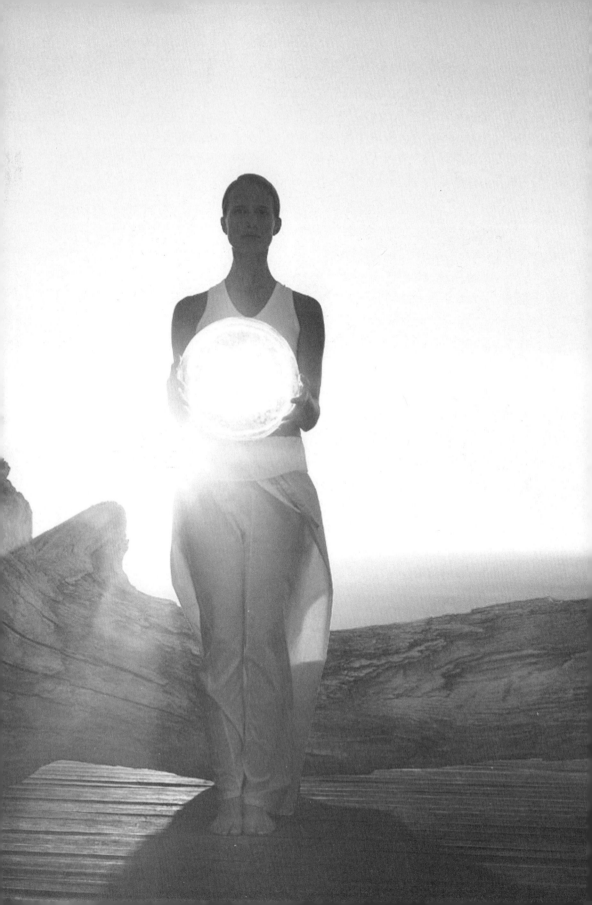